新版 開業医のための

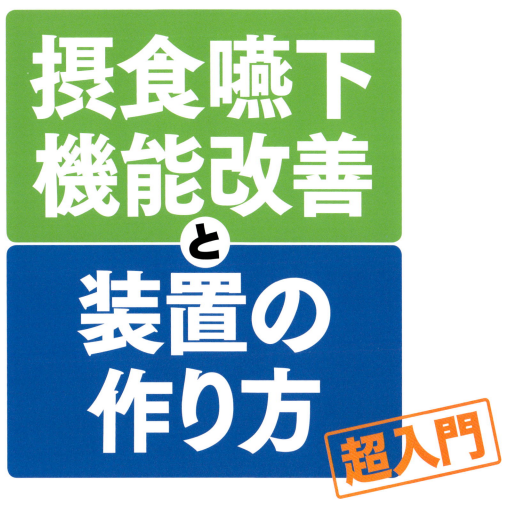

摂食嚥下機能改善と装置の作り方 超入門

口腔機能低下症・摂食機能療法・
舌接触補助床（PAP）の基本がわかる

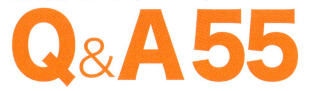
Q&A 55

小野高裕／阪井丘芳［監著］
前田芳信／堀 一浩／野原幹司／小谷泰子／中島純子／熊倉勇美［著］

クインテッセンス出版株式会社　2019

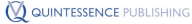

Berlin, Barcelona, Chicago, Istanbul, London, Milan, Moscow, New Delhi, Paris, Prague, São Paulo,
Seoul, Singapore, Tokyo, Warsaw

新版 監修のことば

　2013年に刊行された本書の初版は、本邦で初めての「開業医が摂食嚥下リハビリテーションに取り組む際に必要な、摂食機能療法と舌接触補助床(PAP)の基本的ノウハウ」の解説書でした。我が国では、1990年代半ばから摂食嚥下リハビリテーションへの関心が高まり、新しく立ち上げられた専門学会には多くの歯科職種が参加するようになっていました。しかし、大半の一般開業歯科医にとって、医療や介護の現場に出向いて行わなければならない摂食嚥下リハビリテーションは、まだまだ専門的な領域でした。

　しかし、その後の約6年の間に我が国の高齢化はますます進行し、社会的に取り組むべき課題が次々と明らかになってきました。今や、いかにして「人生100年時代」を健やかに生き抜くかが国民の大きな関心事であり、その中で注目されているのは、たんに「口から食べられること」ではなく「しっかり噛んで食べれておしゃべりもできること」、すなわち「生涯を通じた咀嚼・嚥下・構音機能の維持」と言えるでしょう。口腔機能の衰え(オーラルフレイル)は、全身のフレイルの入り口であり、オーラルフレイルが重症化して摂食嚥下障害となった場合、要介護状態を避けることは難しくなります。

　このような口腔と全身の「負のリンク」を回避するために、新しく「口腔機能低下症」という疾患概念が提唱され、平成30年度より保険収載されました。そこでは、咀嚼・嚥下・構音機能の低下を発見し改善する主役は一般の歯科医院です。主に健常者を対象にした修復治療中心の歯科医療から、高齢有病者を対象にした機能の維持・回復を実現できる歯科医療へという大きな流れの変化は、今後ますます盛んになっていくことでしょう。その中でも、「摂食機能療法」と「口腔内装置」を提供することは、歯科医療職種の専門性として最重要であることについては議論を要しません。

　こうした背景から、本書の改訂にあたっては、初版の基本構成を尊重しつつ、新たに「口腔機能低下症」に関する章を加えました。また従来からの章についても情報をアップデートするとともに、Questionやコラムの追加を行いました。

　本書が口腔機能管理に取り組む多くの歯科医療職、また歯科との連携によって摂食嚥下リハビリテーションを充実させたいと願う医療・介護の職種にとって親しみやすい手引きとなり、「しっかり噛んで食べれておしゃべりできる」超高齢社会の実現に寄与できることを願ってやみません。

2019年10月　小野 高裕／阪井 丘芳

初版 監修のことば
〜歯や顎骨を補綴する立場から〜

　これまで歯科医療に関わる人たちは、「噛むこと」に重きをおいてきました。しかしながら、現在では「噛むこと」はあくまで役割のひとつであって、「味わう」や「飲み込む」「しゃべる」ことなど、どれが欠けても本来の口の役割を果たしているといえないことに気づき、その維持、回復の一助となりたいと考えるようになってきています。

　本書は、そのように考える歯科医師、歯科衛生士、看護師、保健師、介護福祉士、言語聴覚士、病院のスタッフの方々が、「摂食嚥下障害とその対処」に関して日頃感じている疑問にお答えし、現場で活かしていただくために企画したものです。

　我々は特に歯や顎骨を補綴する立場から第4章から7章を担当させていただきましたが、歯を喪失した場合、あるいは舌の運動障害を生じた場合、摂食や嚥下の機能は大きく低下することは想像に難くありません。義歯をはじめとする、人工的な装置（口腔内装置）によって回復することは期待できますが、失われた部分を口腔内装置で補えば、すぐに元に近い状態に回復するとは言えないのが現実です。なぜならば、それまであった歯とは異なり、感覚を伝える機能が低い人工物を「うまく使う」あるいは「使いこなす」必要があるからです。

　第4章では、義歯の使い方、嚥下補助装置の種類と使い分け、あるいは使っていただく方法、ならびにその製作と調整方法、歯だけでなく顎の組織も失われた場合の顎補綴について、第5章では、特にPAP（舌接触補助床）の適応のことをより詳しく、効果の出る人、出ない人について、第6章では、PAPの製作方法とその注意点、またトラブルシューティングについてもふれています。さらに第7章では、言語の回復において不可欠と考えられる歯科医師と言語聴覚士との連携について解説しています。

　以上のように、今回は単なる解説にとどまらずに、うまく利用していただくためのポイントを知っていただけるように構成しています。

　実は、我々治療を行う人間や、現在は支援する立場にある人間であっても、将来何らかの原因で「摂食嚥下」に困難を感じるようになる可能性を有しています。日頃から「歩く」をはじめとする全身的な運動を行うことは、全身の健康の維持に大きく貢献するとされています。本書を読んでいただければ、「摂食嚥下」においてもその機能を維持するためには、同様に日頃のトレーニングが必要です。また高齢者だけでなく高齢者予備軍であるより若い世代への啓発活動をする必要があるという考えが、決して的外れとは言えないことをおわかりいただけると考えています。

2013年4月　前田 芳信

初版 監修のことば
～顎口腔機能のリハビリテーションに関わる立場から～

　超高齢社会に突入し、2020年頃の日本では、75歳以上の高齢者の割合と介護のニーズが世界一になると予想されています。食べることは生命維持に欠かせないだけでなく、楽しみや喜びにもつながり、介護現場で歯科に対する期待が高まっています。現在、新聞やニュースでは歯科医師過剰が問題になっていますが、臨床現場では摂食嚥下障害をはじめとする口腔機能障害や周術期の口腔ケアに取り組む歯科医師は不足しています。

　嚥下障害の治療は、耳鼻科やリハビリテーション科が主に担当していると思われがちで、一般的には歯科の活動があまり知られていないのが現状です。約200万人とも言われる嚥下障害患者さんに対して、耳鼻咽喉科医約9,000名、リハビリテーション科医約2,000名では、全ての患者さんを診察することは困難です。さらに、嚥下障害を専門とする多くの医師は病院勤務なのが実情であり、施設や在宅まで完全にカバーすることができません。

　摂食嚥下障害の治療に関しては、多くの専門科とのチームアプローチが必要で、歯科医師の活躍が期待されています。歯科と言えば、どうしても、う蝕・歯周病治療の専門家と思われがちですが、嚥下に関わる口腔ケア、摂食機能療法、義歯の調整、PAP（舌接触補助床）などの口腔内装置の製作など、得意とする専門的分野が存在します。しかしながら、医療現場で行われている摂食機能療法、PAPには、術者によって様々な見解があり、必ずしも効果的な方法を取られているとは限りません。

　この分野には入門書となる良質な教科書が少なく、現場で早急に求められていることを知り、本監修を担当させていただきました。日頃の臨床で顎口腔機能のリハビリテーションに関わっている立場から、特に摂食機能療法を担当し、第2章では対象となる摂食嚥下障害の症状や原因、ならびに摂食機能療法の目的や効果、注意点などについて、第3章では摂食機能療法における検査や訓練・指導、評価法など、その実際について、基本からていねいに解説しています。本書が摂食嚥下障害治療に携わる現場の医療従事者にとって役に立つ情報を提供できることを祈念しております。

　最後に本書の編集、執筆にあたり、ご協力いただいた先生方、ならびにクインテッセンス出版株式会社に感謝の意を表します。

2013年4月　阪井 丘芳

CONTENTS

第1章　口腔機能低下症とは

Q1　<口腔機能低下症とは>
口腔機能低下症にはどのような病態が含まれますか？　（小野高裕、堀　一浩）---- **12**

Q2　<口腔機能低下症の診断>
口腔機能低下症はどうやって診断するのでしょうか？　（小野高裕、堀　一浩）---- **14**

Q3　<咬合圧検査、舌圧検査、咀嚼能力検査>
口腔機能低下症の診断に用いられる検査の方法を教えてください ------------- **17**
（小野高裕、堀　一浩）

Q4　<口腔機能低下症患者の管理>
口腔機能低下症と診断された患者さんの指導・管理方法を教えてください ----- **20**
（小野高裕、堀　一浩）

第2章　摂食機能療法とは

Q5　<摂食機能療法の目的>
摂食機能療法の目的を教えてください　（野原幹司）----------------------- **24**

Q6　<摂食嚥下障害の症状>
摂食嚥下障害ではどのような症状がでますか？　教えてください ------------- **25**
（小谷泰子、阪井丘芳）

Q7　<摂食嚥下障害の原因>
摂食嚥下障害の原因にはどのようなものがありますか？ ------------------- **26**
（小谷泰子、阪井丘芳）

Q8　<摂食機能療法の効果>
摂食機能療法の効果を教えてください　（野原幹司、阪井丘芳）------------- **27**

Q9　<摂食機能療法を担う職種>
どのような職種が摂食機能療法にかかわりますか？　（野原幹司、阪井丘芳）------ **29**

Q10　<歯科が行う利点>
嚥下障害は歯科が診るのですか？ ---------- **30**
耳鼻咽喉科やリハビリテーション科ではないのですか？　（野原幹司）

Q11　<摂食機能療法の必要患者数>
摂食機能療法が必要な患者さんはどのくらいいますか？　（野原幹司）---------- **31**

Q12　<摂食機能療法の注意点>
摂食機能療法を行うときの注意点は何ですか？　（野原幹司）------------- **32**

第3章　摂食機能療法の実際

Q13　<対象者>
摂食機能療法の対象者はどんな方ですか？　（野原幹司）------------------- **36**

Q14　<摂食嚥下機能の評価法>
どのように摂食嚥下機能を評価すればよいですか？　（小谷泰子）------------- **37**

Q15　<嚥下内視鏡検査>
嚥下内視鏡検査とはどのような検査ですか？　（小谷泰子）------------------- **39**

Q16　<間接訓練>
訪問診療でできる間接訓練にはどんなものがありますか？　（小谷泰子）--------- **41**

CONTENTS

Q17 ＜呼吸リハビリテーション＞
呼吸リハビリテーションが有効と聞きましたが、 —————————— **43**
その意義と方法を教えてください　（小谷泰子）

Q18 ＜直接訓練＞
直接訓練はどのように行えばよいでしょうか？　（小谷泰子）————— **44**

Q19 ＜リスク管理＞
リスク管理はどうすればよいでしょうか？　（野原幹司）————— **45**

Q20 ＜チームアプローチ＞
チームアプローチは具体的にどのように行えばよいでしょうか？　（野原幹司）—— **46**

Q21 ＜食事支援介助＞
食事介助の方法を教えてください　（小谷泰子）————————— **48**

Q22 ＜保険請求の仕方（カルテの書き方）＞
保険請求の仕方（カルテの書き方）はどのようにすればよいのですか？———— **49**
（野原幹司）

Q23 ＜診療の流れ（在宅・施設）＞
診療の流れ（在宅・施設）を教えてください　（小谷泰子）————— **50**

Q24 ＜診療の流れ（病院）＞
診療の流れ（病院）を教えてください　（小谷泰子）————————— **51**

第4章　摂食嚥下障害と口腔内装置

Q25 ＜摂食嚥下リハと義歯①＞
摂食嚥下リハビリテーションにおける義歯の役割は何ですか？————— **54**
（小野高裕、前田芳信）

Q26 ＜摂食嚥下リハと義歯②＞
摂食嚥下障害の患者さんには積極的に義歯を装着すべきでしょうか？———— **56**
（小野高裕、前田芳信）

Q27 ＜摂食嚥下リハと義歯③＞
摂食嚥下障害の患者さんに義歯を装着しても　————————— **58**
うまく使ってもらえないのですが……　（小野高裕、前田芳信）

Q28 ＜摂食嚥下障害と口腔内装置＞
摂食嚥下リハビリテーションで役立つ口腔内装置には ————————— **60**
どんなものがありますか？　（堀　一浩）

Q29 ＜顎顔面補綴＞
手術によって顎に欠損がある患者さんの補綴装置について教えてください——— **62**
（小野高裕、前田芳信）

第5章　PAPの目的と効果

Q30 ＜PAPの適応①＞
PAPを装着するとどこが改善するのですか？　（中島純子）————— **66**

Q31 ＜PAPの適応②＞
どのような嚥下障害の患者さんに効果がありますか？　（中島純子）———— **67**

CONTENTS

Q32 <PAPの適応③>
PAPの効果が期待できない患者さんはいますか？　（中島純子）-------------- **68**

Q33 <PAPの適応④>
どのタイミングで製作を検討したらよいでしょうか？　（中島純子）----------- **69**

Q34 <PAPの適応⑤>
PAPを装着すると、むせなく何でも食べられるようになりますか？--------- **70**
（中島純子）

Q35 <PAPのデメリット>
PAPを作ったのですがあまり使ってくれないみたいです……　（中島純子）------ **71**

第6章　PAPの診断・設計・製作

Q36 <舌の可動域・評価①>
PAPを製作する前にどんな問診や検査をしたらよいですか？--------------- **74**
（小野高裕、前田芳信）

Q37 <舌の可動域・評価②>
フードテストではどんなことがわかりますか？　（堀　一浩）--------------- **75**

Q38 <PAPの設計>
義歯型のPAPと口蓋床型のPAPについて教えてください--------------- **76**
（小野高裕、前田芳信）

Q39 <印象採得>
印象採得のときに注意することはありますか？　（堀　一浩）--------------- **78**

Q40 <咬合採得>
咬合採得のときに注意することはありますか？　（堀　一浩）--------------- **79**

Q41 <無歯顎症例>
咬合高径を下げた場合に注意することを教えてください　（堀　一浩）---------- **80**

Q42 <PAP形態の作り方①>
PAPの形態を形成する際の材料を教えてください　（堀　一浩）------------- **81**

Q43 <PAP形態の作り方②>
PAPの形態を形成する際に行ってもらう運動について教えてください-------- **83**
（小野高裕、前田芳信）

Q44 <舌のボリュームが少ない場合のPAP①>
舌のボリュームがほとんどなく、PAPが大きくなりすぎてしまう----------- **85**
のですが……　（堀　一浩、小野高裕）

Q45 <舌のボリュームが少ない場合のPAP②>
PAPが厚いために重くなってしまいます。どうすればよいでしょうか？------ **86**
（堀　一浩、小野高裕）

Q46 <奥舌の挙上が悪い場合のPAP>
PAPの後縁が厚くなりました。どうすればよいでしょうか？　（堀　一浩）------ **88**

Q47 <PAPを用いた嚥下訓練>
PAPを用いた嚥下訓練法について教えてください　（堀　一浩）------------- **90**

Q48 <PAPの調整>
PAPの調整方法について教えてください　（小野高裕）-------------------- **93**

CONTENTS

Q49 ＜保険算定項目＞
PAPを用いた治療の保険算定項目にはどのようなものがありますか？ ------- **94**
（小野高裕）

Q50 ＜病診連携＞
PAPを用いたリハビリテーションで連携可能な医療施設を -------------- **95**
どう探せばよいでしょうか？ （小野高裕）

Q51 ＜PLPの適応・設計・製作＞
軟口蓋挙上型鼻咽腔部補綴装置（PLP）の適応症と ---------------- **96**
作り方について教えてください （堀 一浩、小野高裕）

第7章 歯科医師と言語聴覚士との連携

Q52 ＜言語聴覚士とは＞
歯科医師が言語聴覚士（ST）と連携することで ---------------- **100**
どんなメリットがありますか？ （熊倉勇美）

Q53 ＜連携の方法＞
歯科医師が身近なSTを探すにはどうしたらよいですか？ （熊倉勇美） ------- **101**

Q54 ＜装置の適応の評価＞
STに口腔内装置の適応の評価を依頼できるでしょうか？ （熊倉勇美） ------- **102**

Q55 ＜装置の製作と調整＞
PAPやPLPの製作・調整においてSTと歯科医師は ---------------- **103**
具体的にどう連携したらよいですか？ （熊倉勇美）

●本書の理解を深める文献一覧 ------------------------------------- **105**

●索引 -- **106**

コラム

• 咀嚼能率スコア法による咀嚼機能低下の判定 （小野高裕）------------------ **19**

• 口腔ケアで咽頭のサブスタンスP濃度を上昇させよう （小谷泰子）---------- **28**

• スクリーニングとアセスメント （小谷泰子）-------------------------- **38**

• 在宅医が歯科に求めること （小谷泰子）---------------------------- **47**

• 舌のアンカー機能とは？ （中島純子）------------------------------ **72**

• 舌圧測定法を用いたPAPの製作 （堀 一浩）------------------------ **77**

• 嚥下時と構音時の舌圧の違い （堀 一浩）-------------------------- **84**

• PAPは嚥下咽頭期を改善するか？ （小野高裕）---------------------- **85**

• 舌可動域訓練 （堀 一浩）-- **91**

• 舌圧検査と舌筋負荷訓練 （小野高裕）------------------------------ **92**

• 努力嚥下 （堀 一浩）-- **93**

• 歯科医師と言語聴覚士は"相思相愛の仲" （小野高裕）---------------- **95**

【 執筆者一覧（五十音順・敬称略）】

小野高裕

新潟大学大学院医歯学総合研究科 顎顔面再建学講座 包括歯科補綴学分野

熊倉勇美

千里リハビリテーション病院

小谷泰子

大阪府寝屋川市開業：平成歯科クリニック

大阪大学歯学部附属病院 顎口腔機能治療部

阪井丘芳

大阪大学大学院歯学研究科 高次脳口腔機能学講座 顎口腔機能治療学教室

中島純子

東京歯科大学 老年歯科補綴学講座

野原幹司

大阪大学大学院歯学研究科 高次脳口腔機能学講座 顎口腔機能治療学教室

堀　一浩

新潟大学大学院医歯学総合研究科 顎顔面再建学講座 包括歯科補綴学分野

前田芳信

大阪府大阪市開業：オーラルケアステーション本町歯科

大阪大学大学院歯学研究科

第1章
口腔機能低下症とは

<＜口腔機能低下症とは＞

Q1 口腔機能低下症にはどのような病態が含まれますか？

A 2018（平成30）年度の保険改定で初めて収載された新病名「口腔機能低下症」は、65歳以上の高齢者を対象とした歯科では初めての「機能低下を主体とした複合的な疾患概念」です[1]。ここでは「口腔機能低下症」が提案される背景となった超高齢社会において求められる歯科の役割と、この病名に含まれる病態について解説します。

1）高齢期のオーラルフレイル

口腔が正常な機能（食べる、しゃべる）を営むためには、歯や歯周組織が健康であるだけでなく、それぞれの運動器官（顎、舌、口唇、頬など）が口腔内の形態（歯、歯列、口蓋など）と調和して正しく動くこと、またそれらを取り巻く環境的な因子（唾液、口腔内の汚れ）が適切であることが必要です。高齢者になれば、誰でもこうした運動、形態、環境などの因子が衰えていくというわけではありません。しかし、口腔の健康に対する無関心により、口腔が不潔となり、う蝕や歯周病が悪化して歯の欠損が増えると、自由に食べたりしゃべったりすることができないオーラルフレイルの状態（**表1**）になります。

2）「口腔機能低下症」の概念と目的

オーラルフレイルと全身のフレイルは栄養を介して相互に影響し合っており、全身のフレイルが進む過程で何らかの疾患が生じて長期間療養することになった場合、あるいは疾患の後遺症によって、オーラルフレイルの状態から一気に摂食嚥下障害に陥ってしまうことが、しばしばあります。摂食嚥下障害は長期間の専門的なリハビリテーションが必要であり、医療・介護費用は膨大なものとなります。「口腔機能低下症」は、こうしたオーラルフレイルの進行を、一般歯科医でも十分可能な取り組みによって少しでも抑制し、逆に回復させるために開発された「複合的な疾患概念」です（**図1**）。

3）「口腔機能低下症」の病態

「口腔機能低下症」には、つぎの7つの病態（下位症状）が含まれます。それぞれの要点を以下に解説します。

①口腔衛生状態不良

口腔内が不潔であることによって微生物が増殖している状態です。う蝕、歯周病のリスクだけでなく、口臭の原因となり、さらに嚥下障害が重なると誤嚥性肺炎につながります。機器を用いて口腔内の細菌数を測定するか、舌苔の付着度を規格化された方法で評価して、口腔衛生状態が不良かどうかを判定します。

表1 オーラルフレイルの諸症状

原因	症状
口腔健康への無関心 口腔衛生習慣の悪化	・口臭が強い ・歯が抜けていく
口唇機能の低下	・食事中に食べこぼしをする
舌機能の低下	・発音が不明瞭になる（ろれつが回らない） ・飲み込みにくくなる
唾液分泌機能の低下	・口が渇く
咬合力の低下 舌機能の低下 咀嚼能力の低下	・硬いものが食べにくい ・軟らかいものを好んで食べる ・食事に時間がかかる
嚥下機能の低下	・食事中にむせる

＜口腔機能低下症とは＞

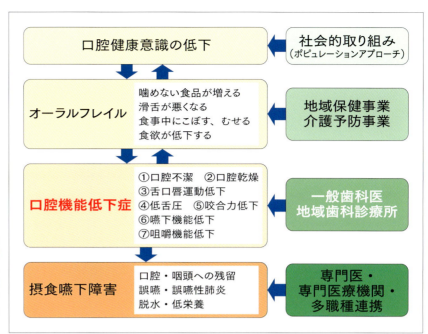

図1 「口腔機能低下症」の位置づけ。最初は軽度の「オーラルフレイル」から「口腔機能低下症」を経て「摂食嚥下障害」に至る前に、7つの病態（下位症状）から口腔機能の衰えを診断し、適切な治療と管理によって改善を図ることが地域歯科診療所の責任となる。

②口腔乾燥

唾液分泌量が低下して口腔内が乾燥している状態です。閉経後の女性や多剤服用者にみられる唾液分泌機能低下は、口腔の環境因子としてもっとも重要であり、細菌増殖、味覚低下、咀嚼や構音のしづらさ、義歯の痛みの増加などの問題を引き起こします。機器を用いて口腔粘膜の湿潤度を測定するか、ガーゼを一定時間咀嚼させてその重量変化から唾液分泌量を推定して、口腔が乾燥状態かどうかを判定します。

③咬合力低下

上下顎の歯列を強く噛み合わせることによって発生する力（咬合力）が低下している状態です。咀嚼する際、とくに硬い固形食品を噛んで飲み込みやすい形（食塊）にするうえで不利な状態です。専用の測定機器を用いて咬合力を測定するか、咬合力と相関関係が強い機能歯数を数えることによって判定します。

④舌口唇運動機能低下

発音時に舌と口唇が動くスピードが低下している状態です。会話の速度が遅くなったり、「ろれつが回らない」状態になったりします。また、ものを食べるときの動作も鈍って、食べこぼしが多くなります。3種類の発音（口唇でつくる音、舌を口蓋の前方に当ててつくる音、舌を口蓋の後方に当ててつくる音）のスピードを機器を用いて測定するか、あるいは聴覚的に記録して判定します。

⑤低舌圧

舌を押し付ける力（舌圧）が低下している状態です。低舌圧は舌の筋力の衰えを意味し、咀嚼、嚥下、発音の各機能がうまくいかなくなります。専用の測定機器で舌圧を測定するか、舌圧トレーニング用器具を用いて判定します。

⑥咀嚼機能低下

咀嚼によって食品を咬断・粉砕する能力（能率）が低下している状態です。咀嚼は、歯列と咬合、咀嚼筋、口腔顔面筋、舌、顎関節の運動、唾液分泌、口腔内の感覚など多くの要素がかかわる非常に複雑な運動です。ここでは、規格化された食品（グミゼリー）を一定の条件でどこまで細かくできるかによって判定します。

⑦嚥下機能低下

加齢や疾患の影響による、ものを飲み込む機能の低下は、高齢者でしばしば見られます。進行して嚥下障害になると、十分な栄養摂取が行えなくなり、全身的に深刻な問題を引き起こします。ここでは、規格化された信頼性の高い評価用紙を用いて、嚥下障害の兆候を検出することにより「機能低下」を早期発見します。

<口腔機能低下症の診断>

Q2 口腔機能低下症はどうやって診断するのでしょうか？

A 保険病名としての「口腔機能低下症」の診断には、いくつかのステップとルールがあります[1,2]。ここでは、まず7つの病態（下位症状）の判定基準、つぎに判定に用いられる機器、そして各症状の判定結果から最終的な診断（診療報酬上の取り扱い）に至るためのルールについて解説します。

1）7つの病態とその判定基準

「口腔機能低下症」の7つの病態（下位症状）には、それぞれ何の「不良」や「低下」を判定するかが定められており、その方法と判定基準が設けられています（表2）。それぞれの判定方法は厳密に規格化されており、専用の機器あるいはツールを用いて、所定の方法どおりに行う必要があります。ただし、ほとんどの病態（下位症状）において、検査用機器を用いなくてもできる簡便な「代替法」が設定されており、医療現場での負担を軽減するようになっています。一方、診断に基づいて「口腔機能管理加算」（Q3参照）を算定するためには、後述するように一定の機器を用いた検査が含まれている必要がありますので、注意が必要です。

2）判定に用いられる機器

①口腔衛生状態不良

細菌カウンタ（パナソニックヘルスケア、図2）を用いることで、口腔内の細菌数をカウントし、7段階で評価することができます。機器がない場合は、舌苔の付着度をTongue Coating Index（TCI、図3）を用いて評価します。

②口腔乾燥

口腔水分計〔ムーカス（ライフ）、図4〕を用いることで、舌背中央部の湿潤度を測定することができます。機器がない場合は、サクソン法に準じて唾液分泌量を測定します。

③咬合力低下

咬合力測定システム〔デンタルプレスケールⅡ（ジーシー）、図5〕を用いて、クレンチング時の最大咬合力を測定します（方法はQ3参照）。機器がない場合は、残存歯数を数えることで代替します。

表2　「口腔機能低下症」の各病態（下位症状）における検査項目と判定基準

病態（下位症状）	検査項目	判定基準	使用機器・材料
口腔衛生状態不良	舌背上の細菌数	舌背中央部から採取した検体中の総微生物数が6.5Log₁₀（CFU/ml）以上の場合。	細菌カウンタ（パナソニックヘルスケア）
	舌苔の付着度	舌背上の舌苔の付着状態をTongue Coating Index（TCI）を用いて評価し、50％以上の場合。	
口腔乾燥	口腔粘膜湿潤度	舌背中央部の粘膜湿潤度が、口腔水分計の測定値で27.0未満の場合。	ムーカス（ライフ）
	唾液量	ガーゼを用いたサクソンテストを行って、唾液量が2g／2分以下の場合。	医療用ガーゼ
咬合力低下	咬合圧検査*	感圧シートを咬頭嵌合位でクレンチングして計測した咬合力が200N未満（デンタルプレスケール）または500N未満（デンタルプレスケールⅡ）の場合。	デンタルプレスケールシステム（ジーシー）
	残存歯数	残存歯数が残根と動揺度3の歯を除いて19本以下の場合。	
舌口唇運動機能低下	オーラルディアドコキネシス	/pa/ /ta/ /ka/を5秒間繰り返し発音させ、いずれかの音で発音回数が6未満／1秒の場合。	健口くんハンディ（竹井機器工業）
低舌圧	舌圧検査*	舌圧測定器を用いて計測した最大舌圧が30kPa未満の場合。	JMS舌圧測定器（ジェイ・エム・エス）
	ペコぱんだ	舌トレーニング用器具（ペコぱんだ）のH（硬め・黄色）が押しつぶせない場合。	ペコぱんだ（ジェイ・エム・エス）
咀嚼機能低下	咀嚼能力測定*	グミゼリーを20秒間咀嚼して含嗽した水中のグルコース濃度が100mg/dl未満の場合。	咀嚼能力検査キット（ジーシー）
	咀嚼能率スコア法	グミゼリーを30回咀嚼した後の咬断片を視覚的に10段階評価し、スコア2以下。	咀嚼能力測定用グミゼリー（UHA味覚糖）
嚥下機能低下	嚥下スクリーニング検査	嚥下スクリーニング質問紙（EAT-10）を用いて評価し、合計点数3以上の場合。	EAT-10
	自記式質問票	自記式質問票「聖隷式嚥下質問紙」の15項目中Aの項目が1つ以上認められる場合。	聖隷式嚥下質問紙

※灰色の行は、それぞれの下位症状の代替法を示す。　＊最終的な診断に含まれるべき専用機器を用いた検査。

<口腔機能低下症の診断>

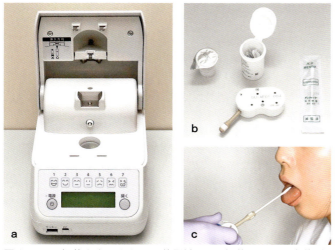
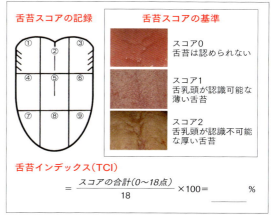

図2a〜c 細菌カウンタとその使用法。a：細菌カウンタ本体（細菌数を計測し、レベル１〜７の７段階で表示）。b：付属の検体採取キット。c：舌背中央部から検体を採取しているところ。

図3 TCIによる舌苔検査[2]。舌表面を9分割のうえ、視診にて各エリアにおける舌苔の付着程度を3段階（スコア0、1、2）で評価する。合計スコアが9点以上（TCIが50％以上）の場合、口腔衛生状態不良とする。

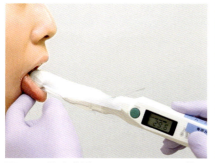
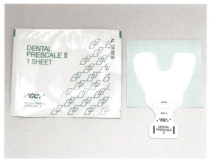
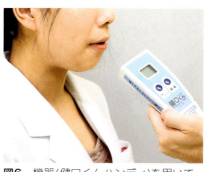

図4 口腔水分計（ムーカス）とその使用法。ムーカスの測定部に専用のカバーを着けた状態で舌背中央部の水分量を測定しているところ。

図5 咬合力測定用シート（デンタルプレスケールⅡ）。使用方法はQ3を参照。

図6 機器（健口くんハンディ）を用いて、ディアドコキネシスで舌口唇運動機能を評価しているところ。マイクを被験者に向けて5秒間/pa/ /ta/ /ka/の音を発音させ、その回数をカウントして表示する。

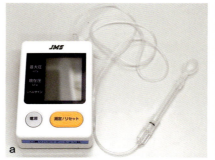
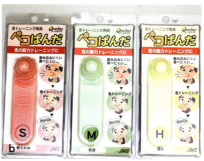

図7a, b 低舌圧を診断するJMS舌圧測定器（a）とペコぱんだ（b）。舌圧測定器の使用方法はQ3を参照。

④舌口唇運動機能低下

音声解析装置〔健口くんハンディ（竹井機器工業）、図6〕を用いて、ディアドコキネシス（1秒あたりの/pa/ /ta/ /ka/の発音回数）を評価します。機器がない場合は、その場でボールペンや電卓を使ってカウントするか、録音し再生してカウントします。

⑤低舌圧

舌圧測定器〔JMS舌圧測定器（ジェイ・エム・エス）、図7a〕を使って、舌の最大押し付け力を測定します（方法はQ3参照）。機器がない場合は、舌トレーニング用器具〔ペコぱんだ（ジェイ・エム・エス）、図7b〕のH（硬め・黄色）が押しつぶせるか否かで代替します。

<口腔機能低下症の診断>

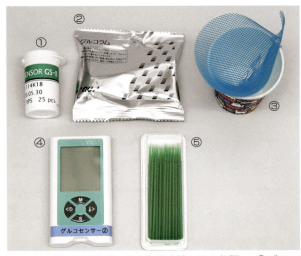

図8 咀嚼能力検査キット(使用方法はQ3参照)。①グルコセンサーの測定用チップ。②グルコラム(検査食品)。③咀嚼した破片を回収するネット。④グルコセンサー。⑤採取用ブラシ。

表3 「EAT-10」に含まれる問診項目
質問：以下の問題について、あなたはどの程度経験されていますか？
回答の選択肢：0＝問題なし、1、2、3、4＝ひどく問題

質問1	飲み込みの問題で体重が減少した
質問2	飲み込みの問題が外食に行くことの障害になっている
質問3	液体を飲み込むときに余分な努力が必要だ
質問4	固形物を飲み込むときに余分な努力が必要だ
質問5	錠剤を飲み込むときに余分な努力が必要だ
質問6	飲み込むことが苦痛だ
質問7	食べる喜びが飲み込みによって影響を受けている
質問8	飲み込むときに食べ物がのどに引っかかる
質問9	食べるときに咳が出る
質問10	飲み込むことはストレスが多い

表4 「聖隷式嚥下質問紙」に含まれる問診項目
ここ2～3年間の以下の15の症状について、A、B、Cの中から回答を選んでください。

1	肺炎と診断されたことがありますか？	A. 繰り返す B. 一度だけ C. なし
2	やせてきましたか？	A. 明らかに B. わずかに C. なし
3	物が飲み込みにくいと感じることがありますか？	A. しばしば B. ときどき C. なし
4	食事中にむせることがありますか？	A. しばしば B. ときどき C. なし
5	お茶を飲むときにむせることがありますか？	A. しばしば B. ときどき C. なし
6	食事中やそれ以外のときにのどがゴロゴロ(たんがからんだ感じ)することがありますか？	A. しばしば B. ときどき C. なし
7	のどに食べ物が残る感じがすることがありますか？	A. しばしば B. ときどき C. なし
8	食べるのが遅くなりましたか？	A. たいへん B. わずかに C. なし
9	硬いものが食べにくくなりましたか？	A. たいへん B. わずかに C. なし
10	口から食べ物がこぼれることがありますか？	A. しばしば B. ときどき C. なし
11	口の中に食べ物が残ることがありますか？	A. しばしば B. ときどき C. なし
12	食物や酸っぱい液が胃からのどに戻ってくることがありますか？	A. しばしば B. ときどき C. なし
13	胸に食べ物が残ったりつまった感じがすることがありますか？	A. しばしば B. ときどき C. なし
14	夜、咳で眠れなかったり目覚めることがありますか？	A. しばしば B. ときどき C. なし
15	声がかすれてきましたか？(がらがら声、かすれ声など)	A. たいへん B. わずかに C. なし

⑥咀嚼機能低下

咀嚼能力検査キット〔グルコセンサーほか(ジーシー)、図8〕を用いて、咀嚼能力を測定します(方法はQ3参照)。機器がない場合は、咀嚼能力測定用グミゼリー(UHA味覚糖)を用いた目視によるスコア法で代替します(方法は19頁コラム参照)。

⑦嚥下機能低下

嚥下スクリーニング検査「EAT-10」(表3)を用いた問診を行うか、自記式質問票「聖隷式嚥下質問紙」(表4)を用います。

3)「口腔機能低下症」の診断(診療報酬上の取り扱い)

診療報酬上の「口腔機能低下症」の診断は、7つの下位症状(口腔衛生状態不良、口腔乾燥、咬合力低下、舌口唇運動機能低下、低舌圧、咀嚼機能低下、嚥下機能低下)のうち、3項目以上該当することが条件です。「口腔機能低下症」と診断された場合、「歯科疾患管理料」の算定対象となります。さらに、当該患者が65歳以上で、咬合圧検査＊、舌圧検査、咀嚼能力検査＊のいずれかが基準値以下の場合、「口腔機能管理加算」を算定することができます(＊は施設基準あり)。なお、この口腔機能管理加算については、脳卒中やパーキンソン病などの口腔機能低下の原因となる全身疾患に罹患している場合は、65歳未満であっても算定が認められます。

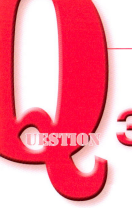

＜咬合圧検査、舌圧検査、咀嚼能力検査＞

口腔機能低下症の診断に用いられる検査の方法を教えてください

A 「口腔機能低下症」の診療報酬上の取り扱いでは、「咬合力低下」「低舌圧」「咀嚼機能低下」の3項目のうち、最低1項目について機器を用いた検査を行うことが「歯科疾患管理料　口腔機能管理加算」を算定する条件となっています。これら3種類の検査（咬合圧検査、舌圧検査、咀嚼能力検査）は、それぞれ所定の検査料を算定することができます（6か月に1回に限る）。なお、咬合圧検査と咀嚼能力検査は、いずれかの検査を算定した場合、算定した月から6か月以内はもう一方の検査の算定ができません。ここでは、これら3種類の機能検査の意義と手技について解説します。

1）咬合圧検査（図9）

ここでは、デンタルプレスケールⅡ（ジーシー）を用いた咬合圧検査の手順を示します。これまで、「咬合力」というと特定の部位（たとえば第一大臼歯）での「噛みしめる力」を測ることが主流でしたが、この検査法は上下の歯列全体で噛む力をトータルで評価する方法になります。したがって、義歯装着者の「噛みしめる力」を天然歯列者と同等に評価するうえでは適しています。「噛みしめる力」は咀嚼能力の重要な因子であり、近年では全身のフレイルや生命予後との関連など、口腔機能と全身の健康度との関係をつなぐキーワードの1つとなっています。

この検査は、専用の感圧シート（デンタルプレスケールシート）を最大努力下で噛ませて、咬合した部位の色の変化から力を読み取るという方式のため、噛み方が検査の精度に影響します。そこで、検査の前に一度練習をしてから本番の検査を行います。その際に大事なことは、あくまで「垂直的にしっかり噛む」ということで、「決して歯ぎしりをしない」という注意を被験者に徹底する必要があります。歯ぎしりをすると感圧シートの色の変化が大きくなり、結果として過大な咬合力が得られるからです。なお、このシステムを使うことにより、左右の咬合力のバランスなど、補綴治療において有用な情報を得ることができます。

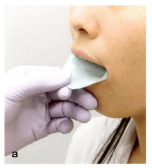
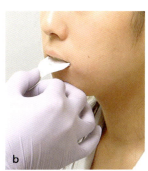
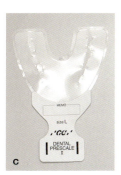
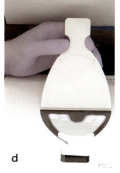
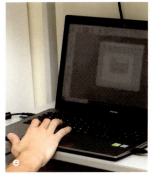
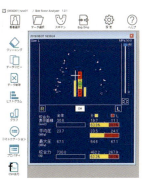

図9a〜f　デンタルプレスケールⅡを用いた咬合圧検査の手順。a：デンタルプレスケールⅡの包装紙を使ってシートを噛ませる練習。b：デンタルプレスケールⅡのシートを噛ませる。c：シートをホルダーに入れ、スキャナにセットする。d, e：スキャナでデータを読み込み、PCにインストールしたソフトウェアで解析する。f：PC画面上で咬合力に関する形跡結果を確認する。

＜咬合圧検査、舌圧検査、咀嚼能力検査＞

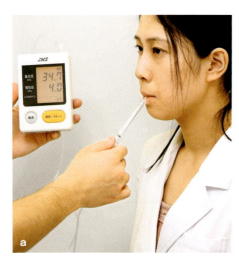
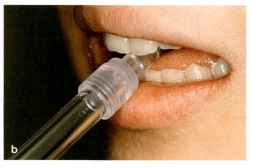

図10a, b　JMS舌圧測定器を用いた舌圧検査。a：口腔内に挿入したバルーンを舌尖で強く押し、最大舌圧を測定しているところ。本体の表示部の上には最大値、下には現在値が表示されている。グリップ部は被験者自身に保持させてもよい。b：舌圧検査の際は、硬質リング部を前歯で噛んでバルーンの位置を固定する。歯の欠損や義歯により十分固定できない場合は、検者が手を添えて保持する。

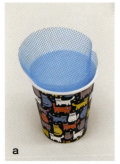
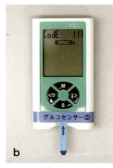
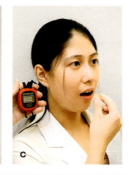
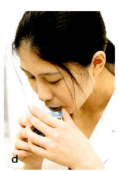
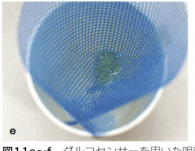
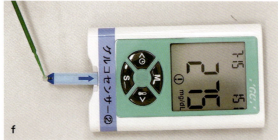

図11a〜f　グルコセンサーを用いた咀嚼能力検査。a：あらかじめ付属のネットを漏斗状に丸め、紙コップに常温の水10ccを入れておく。b：グルコセンサーに測定用チップを挿入すると自動的に電源が入る。c：グルコラムを習慣性咀嚼側で20秒間丁寧に噛ませる。d：用意しておいた水10ccを口に含ませ、グルコラムの破片をすべてネットの上に吐き出させる。e：破片とネットは不要なので廃棄し、コップに残った水が検体となる。f：吐き出した水をブラシで撹拌後、一滴採取して測定チップ上に点けると数秒後にグルコース濃度が表示される。

2）舌圧検査（図10）

JMS舌圧測定器（ジェイ・エム・エス）を用いた舌圧検査は非常にシンプルで、口腔内に保持したバルーンに対して、舌を押し付ける力を測定するものです。この検査で測定されるのは、舌の筋力（パワー）であって、発音・咀嚼・嚥下において重要な舌の巧緻性（スキル）まで評価することはできません。しかし、舌のパワーが衰えるとそれらの能力が低下することは多くの研究で報告されています。また最近では、全身のフレイルやサルコペニア性嚥下障害との関連が注目されており、口腔機能の因子として外すことはできません。

舌圧検査は被験者にとって最初は慣れないものなので、何回か行って最大値を代表値とすべきと考えられます。ただし、舌の最大押し付けは被験者の大きな負担になりますので、測定間に十分な休憩時間を設けることが重要です。また、バルーンの固定については、天然歯列者と義歯装着者で異なるため、配慮が必要です。

3）咀嚼能力検査（図11）

ここでは、グルコセンサー（ジーシー）を中心としたキットによる咀嚼能力検査の手順を示します。咀

＜咬合圧検査、舌圧検査、咀嚼能力検査＞

嚼能力は、従来一定の食品をどこまで噛み砕けるか（咬断能力）、あるいはガムのような食品を噛むことができるか（混合能力）によって評価されてきました。いずれの能力も、嚥下しやすい食塊を形成するうえでは非常に重要ですが、嚥下も含めた「食べる機能」を考えた場合、「咬断能力」の評価がより優先性が高いと考えられます。本検査は、一定時間内に検査用に開発されたグミゼリー〔グルコラム（ジーシー）〕を咀嚼してできた破片から溶出する成分であるグルコースの濃度を測定することで、咀嚼能力を評価す

るものです。

ポイントは、咀嚼時間（20秒）を正確に測定すること、そして口腔内の破片を吐き出す前に口腔内に水を含んだとき強くブクブクさせないことです。これらは、破片から溶け出すグルコースの量に影響します。また、咀嚼能力の基準値は、当然のことながら天然歯列者と義歯装着者では異なりますが、現時点ではまだエビデンスが不十分のため、治療やリハビリテーションの目標値が定めにくいことが課題として挙げられます。

コラム　咀嚼能率スコア法による咀嚼機能低下の判定

　咀嚼能力検査の代替法として、咀嚼能力測定用グミゼリー（UHA味覚糖）を用いた「咀嚼能率スコア法」が認められています。この方法は、グミゼリー30回咀嚼後の咬断状態を写真（**図12**）と比較して10段階のスコアで判定するものですが、都市部における一般住民のビッグデータに裏づけられた咬合支持ごとの咀嚼能力の基準値（**表5**）に基づいて、自分の歯による噛み合わせを喪失した人のなかでも、とくに低下した咀嚼能率スコア（0、1、2）を「咀嚼能力低下」と定義しています[3-6]。

　この咀嚼能率スコア法を用いれば、咬合支持ごとに咀嚼能力の低下の程度を診断し、治療の目標を設定し、治療結果を評価することができます。たとえば、アイヒナーB群で部分床義歯を装着している患者さんの場合、治療前のスコアが4であったものが、義歯を再製して6になった場合、治療によって十分な改善が得られたことになります。ただし、治療後のスコアが仮に治療前よりも低くても、調整や義歯への順応によって向上する可能性はあります。何よりも、根拠に基づいた説明が患者さんの安心感につながります。

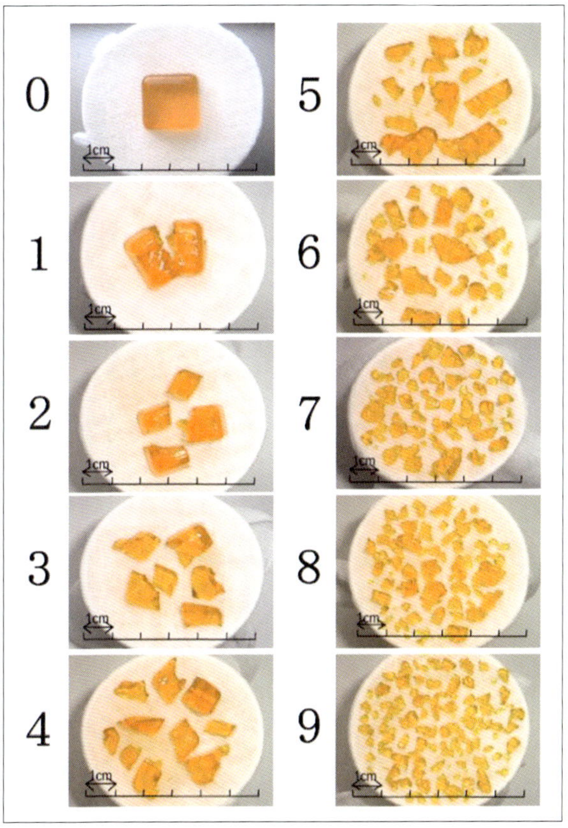

図12　咀嚼能率スコアの判定用シート[2]。

表5　咬合支持域別の咀嚼能率スコアの標準値と低下値

	アイヒナーA群 臼歯部咬合支持域がすべてあり	アイヒナーB群 臼歯部咬合支持域が減少／前歯部のみ	アイヒナーC群 上下顎間の咬合支持域すべてを喪失
標準値	スコア8	スコア6	スコア4
低下値	スコア6	スコア4	スコア2

<口腔機能低下症患者の管理>

口腔機能低下症と診断された患者さんの指導・管理方法を教えてください

ひと口に「口腔機能低下症」といっても、その病態（どんな下位症状を有しているか）は患者さんによってさまざまです。したがって、一人ひとりの患者さんの下位症状を正確に把握し、それに応じて効率的に治療や指導を行う必要があります。ここでは、地域歯科診療所における「口腔機能低下症」の管理の要点について解説します。

1）検査から管理計画まで

3種類の書式を用います。まず、1回の診断ごとに「口腔機能精密検査記録用紙」を用いて7つの病態（下位症状）の検査結果を記録し、「低下」に該当する項目をチェックします。つぎに、「管理計画書」に基づいて管理計画を作成し、その結果を患者さんに対して発行します。

この「管理計画書」には、「口腔機能低下症」の原因や関連因子として考慮すべき「全身の状態」9項目の情報と、検査結果である「口腔機能の状態」11項目（口腔機能低下症の検査結果＋歯・歯周組織・義歯などの状態）を記録し、それに基づいて、「口腔機能管理計画」（9項目について、「問題なし」「機能維持を目指す」「機能向上を目指す」から選択）を立てることになっています（**表6**）。また、「管理方針・目標（ゴール）・治療予定等」を自由記載し、「再評価の時期・治療期間」の目安を記載します。

さらに、管理期間中は、「管理指導記録簿」に基づいて、「全身状態」（栄養状態）と「口腔機能の状態」について、「改善」「維持」「悪化」から選択するとともに、所見を記載することになっています。これらの書式は、いずれも日本歯科医学会の「口腔機能低下症」関連サイト（http://www.jads.jp/basic/pdf/document_02.pdf）[2]からダウンロードすることができます。

2）それぞれの症状をどう管理するか

「口腔機能管理」のなかには、「治療」と「指導」という2つのアプローチが含まれています。これまで「治療」中心であった歯科医療ですが、「口腔機能低下症」の概念においては、「指導」が「治療」と同等かそれ以上の重要性を占めており、少なくとも「治療」だけで完結したのでは、持続的な「口腔機能管理」を行ったとはいえません。

表7に、管理計画書を作成するにあたって目安となる、下位症状に対する「治療」と「指導」の内容について示します。現在、「口腔機能低下症」への取り組みはまだ発展途上であり、今後「機能低下」のさまざまなパターン（どの下位症状が陽性か）によって、取り組み方の使い分けが明らかになってくるでしょう。また、検査値の程度によっても、当然「治療」の選択や「指導」の内容が変わってきます。今後数年間で各地域歯科医療での取り組みが進むことで、より効率的なマニュアルが開発されることが期待されます。

ここで重要なことは、対象が高齢者であるため、認知機能や運動機能の自立度、生活形態（在宅、施設、入院など）、家族の協力度などによって、適宜「治療」と「指導」の内容に調整・工夫が必要であるという点です。高齢患者さん一人ひとりが、自らの「口腔機能低下」に目を背けず、前向きに取り組めるように誘導することで、おそらく予後は大きく変わってくるものと考えられます。

さらに、症例によっては、当然他の医療職種や介護職種との連携が必要になってきます。管理計画書の内容は、そうした必要性も念頭に入れて作成されており、地域包括ケアシステムにおける歯科医療の専門性と存在感を高める意味でも「口腔機能低下症」への取り組みは重要であるといえます。

＜口腔機能低下症患者の管理＞

表6 管理計画書の記載項目

全身の状態 口腔機能低下の原因あるいは関連する項目について情報記入	口腔機能の状態 1〜9：口腔機能低下症の検査結果 10、11：診察の結果	口腔機能管理計画 「問題なし」「機能維持を目指す」 「機能向上を目指す」から選択
1. 基礎疾患	1. 口腔衛生状態	1. 口腔衛生状態
2. 服用薬剤	2. 口腔乾燥	2. 口腔乾燥
3. 意識レベル	3. 咬合力	3. 咬合力
4. 認知機能低下	4. 口唇の動き（/pa/回数）	4. 口唇の動き（/pa/回数）
5. 肺炎の既往	5. 舌尖の動き（/ta/回数）	5. 舌尖の動き（/ta/回数）
6. 体重の変化	6. 奥舌の動き（/ka/回数）	6. 奥舌の動き（/ka/回数）
7. 体格指数（BMI）	7. 舌圧	7. 舌圧
8. 食事形態	8. 咀嚼機能	8. 咀嚼機能
9. 食思不振	9. 嚥下機能	9. 嚥下機能
	10. 歯・歯肉の状態	
	11. 義歯の状態	

表7 口腔機能低下症に対するアプローチの例

病態（下位症状）	治療・リハビリテーション	指導	備考
口腔衛生状態不良	・定期的な専門的口腔ケア ・歯周治療　・保存歯科治療	・口腔衛生指導	
口腔乾燥	・唾液腺マッサージ	・保湿剤の使用　・水分補給	多剤服用者の場合、主治医に対する処方の確認
咬合力低下	・補綴治療　・歯周治療 ・保存歯科治療	・咀嚼筋トレーニング	
舌口唇運動機能低下	・摂食機能療法	・舌・口唇・頬のトレーニング	・ペコぱんだ ・リップルトレーナー
低舌圧	・摂食機能療法	・舌筋トレーニング	・ペコぱんだ
咀嚼機能低下	・補綴治療　・歯周治療 ・保存歯科治療	・咀嚼筋トレーニング ・咀嚼指導　・食形態指導	
嚥下機能低下	・摂食機能療法 ・補綴治療（欠損補綴、舌接触補助床など）	・嚥下筋トレーニング ・嚥下指導 ・食形態指導	誤嚥のスクリーニングや精密検査を検討

第1章 口腔機能低下症とは

参考文献

1. 一般社団法人日本老年歯科医学会学術委員会. 高齢期における口腔機能低下 −学会見解論文 2016 年度版−. 老年歯科医学 2016；31（2）：81-99.

2. 日本歯科医学会. 口腔機能低下症に関する基本的な考え方. 平成30年3月.（http://www.jads.jp/basic/pdf/document_02.pdf）

3. Nokubi T, Yoshimuta Y, Nokubi F, Yasui S, Kusunoki C, Ono T, Maeda Y, Yokota K. Validity and reliability of a visual scoring method for masticatory ability using test gummy jelly. Gerodontology 2013；30(1)：76-82.

4. 小野高裕，安井 栄，金田 恒，菊地さつき，來田百代，高阪貴之，菊井美希，前田芳信，野首孝祠. 半量グミゼリーによる咀嚼能率スコア法の開発. 日本咀嚼学会雑誌 2016；26(1)：9-13.

5. Kosaka T, Ono T, Kida M, Kikui M, Yamamoto M, Yasui S, Nokubi T, Maeda Y, Kokubo Y, Watanabe M, Miyamoto Y. A multifactorial model of masticatory performance: the Suita study. J Oral Rehabil 2016；43(5)：340-347.

6. 小野高裕，増田裕次 監著. 成人〜高齢者向け咀嚼機能アップBOOK. 東京：クインテッセンス出版，2018.

第2章
摂食機能療法とは

<＜摂食機能療法の目的＞

QUESTION 5 摂食機能療法の目的を教えてください

「口から食べる」ということは、健常者からすると当たり前のことのようですが、当たり前のことだからこそ、それが障害されたときには、医学的・社会的にさまざまな問題を生じます。この「食べることの障害」全般を「摂食嚥下障害」といい、超高齢社会をむかえた日本では爆発的に増えつつある障害です。

【訓練や指導で摂食嚥下障害の改善等を図る】

摂食嚥下障害により生じる医学的な問題の代表的なものは肺炎と窒息です。これらはどちらかというと急性症状であり、死に直結するものであるがゆえ、臨床で取りざたされることも多くあります。慢性的な症状としては低栄養や脱水があり、これらは慢性に発症するため致死的ではないように思われますが、長期に経過するとこれらも死に至る症状です。一方、社会的な問題として、食べることの障害は著しいQOL（quality of life）の低下を招きます。口から食べることはほとんどの患者さん（およびその家族）にとって至高の喜びであり、それが障害されたときのQOLの低下は計りしれません。したがって、口腔を専門とする歯科にとって、医学的・社会的問題を生じる摂食嚥下障害は、今後さらに重点的に取り組むべき分野になります（**図1**）。

摂食嚥下障害を有する患者さんに対して、その症状の改善・悪化防止のために行う医療行為全般を摂食嚥下リハビリテーション（以下、嚥下リハ）といいます。嚥下リハのなかで患者さんに対して訓練・指導を行った場合の診療報酬項目が「摂食機能療法」です。摂食機能療法の内容としては、アイスマッサージや口腔の筋機能訓練などの食物を使わない間接訓練、息こらえ嚥下や頸部回旋嚥下など食物を実際に飲み込む直接訓練が代表的ですが、嚥下時の体幹姿勢の調整・指導、手に麻痺がある患者さんへの食器の工夫・調整・使用法指導も含まれます。

【摂食機能療法の小目標・中目標・大目標】

摂食機能療法には、イメージとして小、中、大の目標があります（**図2**）。小目標は、現存する摂食嚥下障害の症状（むせ、食べこぼしなど）の改善・維持です。ただし、これはもっとも手前の目標です。中目標は、摂食嚥下障害によって生じる誤嚥・窒息、低栄養・脱水、QOL低下の防止であり、臨床では常にここを意識してアプローチする必要があります。そして、最終的な大目標は、その患者さんが食に対して不利益を感じることなく社会生活が送られるようになることです。これは摂食嚥下に限らず、すべてのリハビリテーションに共通するものであり、頭の片隅におきつつ、治療方針で迷ったときには思い出すべき目標、治療のゴールです。

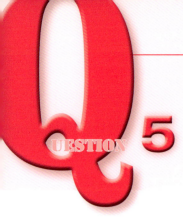

図1 摂食嚥下障害によって生じる問題。

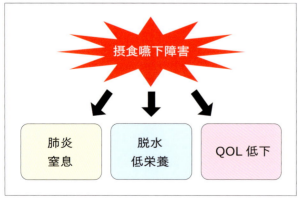

図2 摂食機能療法の目標。

<＜摂食嚥下障害の症状＞

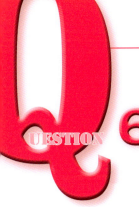

QUESTION 6 摂食嚥下障害ではどのような症状がでますか？ 教えてください

A 摂食嚥下障害というと、誤嚥や窒息がよく挙げられます。確かに誤嚥や窒息は生命にかかわるため、注意が必要な摂食嚥下障害であり詳しくは後述しますが、摂食機能療法を行っていこうとする場合、「嚥下障害＝誤嚥、窒息」ではなく、誤嚥や窒息は嚥下障害の一部であることを理解しておく必要があります。嚥下は、①食物を認識し口に運ぶ「先行期」、②食物を咀嚼し唾液と混ぜ合わせ飲み込みやすい形態にするという食塊形成を行う「準備期」、③食塊を口腔から咽頭へ送り込む「口腔期」、④食塊を咽頭から食道へ抽送する「咽頭期」、⑤食塊を食道から胃へ抽送する「食道期」の5期に分けられます（図3）。この流れのどの期が障害されても嚥下障害は出現します。具体的な症状には、「食べてくれない」「こぼす」「食事に時間がかかる」「噛まない」「丸呑みする」「やせてくる」「決まったものしか食べない」などが挙げられます。また、患者さん自身が食べにくい、飲み込みにくいと感じたり、介助者が食事介助に不安がある場合などにも対応する必要があります。

【誤嚥が引き起こす肺炎（誤嚥性肺炎）】

誤嚥とは、食物や唾液が食道ではなく気管に流入することです。誤嚥がなぜこわいかというと誤嚥性肺炎を引き起こすからです。誤嚥性肺炎は誤嚥を繰り返すことで生じる肺炎ですが、誤嚥するとすぐに肺炎になるわけではありません。肺炎になるかどうかは、肺への侵襲（誤嚥物の内容や量）と身体の抵抗（免疫機能、体力、喀出力）のバランスで決まります（図4）。侵襲が抵抗を上回った場合に肺炎になります。そのため、誤嚥性肺炎を予防するための摂食嚥下リハビリテーションは、①侵襲を小さくする、もしくは、②抵抗を高めることを目的に行われます。

【窒息や胃食道逆流にも要注意】

窒息とは、口腔や咽頭、気管に異物が入り呼吸困難におちいることで、死に直結します。年間約9,400人の方が窒息のため亡くなっており、交通事故で亡くなる方よりも多いとされています[1]。高齢者における窒息の原因となる食物は、餅や米飯、パン、果物が挙げられますが、嚥下障害の患者さんでは、強くトロミのついたペースト食も窒息を引き起こす場合があることを知っておいてください。

また、特殊な嚥下障害としては胃食道逆流が挙げられます。胃に入ったものが逆流することで、胸やけや胸痛の原因になるとされていますが、食道からさらに咽頭まで逆流が進む場合があります。一度胃に入って逆流したものは胃酸を含んでいますので、逆流物を誤嚥すると、肺への侵襲が大きいため、誤嚥性肺炎を引き起こしやすくなります。経口摂取をせず、胃瘻から栄養剤を注入している患者さんでも誤嚥性肺炎を生じることがあるのはこのためです。

Ⅰ．	先行期：食物の認知
Ⅱ．	準備期：食塊の形成
Ⅲ．	口腔期：咽頭への送り込み
Ⅳ．	咽頭期：食道への抽送
Ⅴ．	食道期：胃への抽送

図3 嚥下の5期。

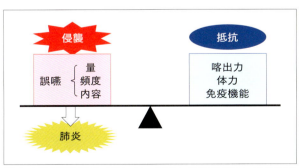

図4 誤嚥性肺炎のバランス。侵襲と抵抗のバランスが侵襲に傾いたときに誤嚥性肺炎が生じる。

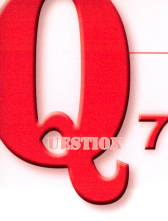

摂食嚥下障害の原因にはどのようなものがありますか？

Q6で述べたように、嚥下の5期のいずれかが障害されても摂食嚥下障害が生じるため、摂食嚥下障害の原因は広範囲に及びます。嚥下障害の原因となりうるものを**図5**に示します。単独で嚥下障害を生じるものもありますが、いくつもの項目が複雑に絡み合って嚥下障害を生じている場合が多く認められます。

疾患としては、脳梗塞や脳出血などの脳血管障害、パーキンソン病やALS（筋萎縮性側索硬化症）などの神経筋疾患、頭頸部腫瘍や消化管腫瘍などの器質的疾患など、さまざまな疾患が挙げられます（**表1**）[2]。近年爆発的な増加傾向にある認知症も嚥下障害の原因疾患となります。また、加齢や薬剤による摂食嚥下障害も増加しつつあります（**表2**）。

- 認知機能
- 意識レベル
- 手指の機能
- 口唇閉鎖
- 口腔感覚・運動
- 器質的欠損
- 補綴物
- 咽頭感覚・運動
- 食事内容
- 食道蠕動運動

図5 嚥下障害の原因。

表2 嚥下機能を低下させる薬剤

薬剤	作用
トランキライザー（抗うつ薬、抗不安薬、睡眠薬）	錐体外路症状、咳・嚥下反射低下、意識・注意レベル低下、口腔乾燥
制吐薬・消化器潰瘍薬	錐体外路症状
抗コリン薬	口腔乾燥、食道圧低下
ステロイド	ステロイドミオパチー
筋弛緩薬	筋力低下、意欲低下
抗がん剤	口腔乾燥、味覚障害、食欲低下
抗ヒスタミン薬	口腔乾燥
利尿薬、抗不整脈薬	口腔乾燥

表1 摂食嚥下障害の原因疾患（文献2より引用改変）

	口腔・咽頭	食道
器質的疾患	舌炎、アフタ、歯周病 扁桃炎、扁桃周囲膿瘍 咽頭炎、喉頭炎、咽後膿瘍、Zenker憩室 腫瘍（良性・悪性）術後 外からの圧迫（頸椎症、甲状腺腫、腫瘍など）	食道炎、潰瘍 食道裂孔ヘルニア ウエッブ（web）、憩室、リング（ring） 腫瘍（良性・悪性）術後 狭窄、異物 外からの圧迫（頸椎症、腫瘍など）
機能的原因	脳血管障害、脳腫瘍、頭部外傷 脳膿瘍、脳炎、多発性硬化症 神経疾患（パーキンソン病、ALSなど） 重症筋無力症、筋ジストロフィー 筋炎（各種）、末梢神経炎（ギラン・バレー症候群など） 代謝性疾患 薬剤の副作用	脳幹部病変 アカラジア 神経疾患（パーキンソン病など） 筋炎（各種）、強皮症、SLE 薬剤の副作用
心理的原因	神経性食思不振症、拒食症 認知症 心身症、うつ病、うつ状態	

＜摂食機能療法の効果＞

Q8 摂食機能療法の効果を教えてください

摂食機能療法は摂食嚥下障害を有する患者さんに対して行う訓練・指導であり、その効果は患者さんの病態により異なってきます。「訓練」の効果を大きく分けると、「機能回復（小児の場合は獲得）」「機能維持」「機能悪化防止」の3つの概念に分かれます（**図6**）。摂食機能療法を行っていくにあたり、この3つの概念は非常に重要であり、このことを見据えて行わないと患者さんにとって過剰な負荷を与えてしまうだけでなく、医療者側も消耗してしまいます。

1）機能回復

「機能回復」の代表的なものは、脳血管障害後の回復期の患者さんの場合です。脳血管障害は、一般的には発症直後がもっとも機能が悪く、その後徐々に回復していきます。その時期に適切な摂食機能療法を行うことによって、誤嚥性肺炎や窒息を起こすことなく摂食嚥下機能が回復します。この時期は、回復期病院に入院中のことが多く、訪問歯科が担当することは多くありません。急性期病院から直に在宅や施設に退院してきた場合は、在宅や施設で訪問歯科が回復期の摂食機能療法を担当します。脳血管障害後以外では、入院や過度の制限などで廃用を生じている患者さんの場合です。廃用とは「使わないことによって生じる機能低下」のことを指し、摂食機能療法で機能回復が望めます。

2）機能維持

「機能維持」は、訪問歯科がもっとも多く担当するであろう病態です。目に見えた回復はみられないものの、今の機能を維持するために摂食機能療法を行います。代表的なものは脳血管障害後数年以上経過した慢性期の患者さんであり、廃用を生じないことを目標に行う摂食機能療法です。この段階で機能回復を目指すのは非常に困難であり、回復を目指すことは患者さんに過度の負荷を課すことになりかねません。また、慢性期の患者さんに対して回復を目指した訓練を行うと、医療者側としても思った効果（機能回復）が出ないために、精神的に消耗してしまうので注意が必要です。

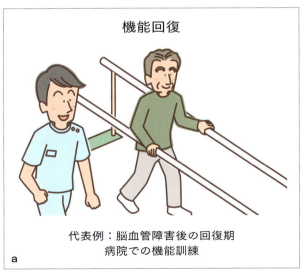

a　代表例：脳血管障害後の回復期　病院での機能訓練

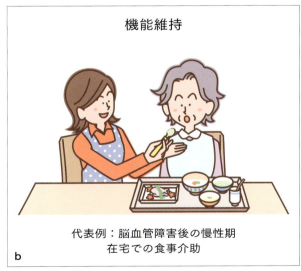

b　代表例：脳血管障害後の慢性期　在宅での食事介助

図6a, b　摂食機能療法の効果と代表例。対象症例の状態によって目指す効果は異なる。

<＜摂食機能療法の効果＞

3）機能悪化防止

　「機能悪化防止」は、進行性の疾患に対して行うものであり、代表的なものはALSやパーキンソン病の患者さんに対して行うものです。疾患の進行にともない嚥下機能も低下するのは避けられないことであり、嚥下機能だけ摂食機能療法で回復させることは不可能です。このときの目標としては、全身と比べて嚥下機能だけが急激に低下（多くは廃用による）するのを防止することです。ただし、進行性疾患に対する摂食機能療法は、臨床上の必要度は非常に高いものの、現時点では制度上の問題があり、保険の解釈によっては給付対象とならないことがあります。

　以上の3つは厳密に分けられない場合もあります

が、どういう目標であり、どういう効果を期待して摂食機能療法を行うのかを、冷静に医療者側がイメージしながら方針を立て取り組むことが重要です。

　摂食機能療法には、訓練以外に「指導」も含まれます。「指導」は機能の改善を目的にしているのではなく、「今ある機能を最大限に活かして摂食嚥下を支える」ことを目標に行われるものであり、あらゆる状態の患者さんに有効です。この「指導」により摂取可能な食品が増える、誤嚥が減るなどの効果があります。この指導の多くは「食事支援介助」に通じるところがあります。詳細は第3章Q13を参照してください。

コラム　口腔ケアで咽頭のサブスタンスP濃度を上昇させよう

　誤嚥性肺炎の原因のひとつに嚥下反射・咳反射の低下が挙げられます。嚥下反射や咳反射を左右するものとして神経伝達物質のひとつであるサブスタンスPがあり、咽頭のサブスタンスPの濃度が低下すると嚥下反射・咳反射が低下します。つまり、嚥下反射・咳反射を生じやすくするためには、サブスタンスPの分泌を促せばよいのです。内科的なアプローチとして、薬剤でサブスタンスPの濃度が上昇することが知られています。そのような薬剤として、機序はそれぞれ異なりますが、ACE阻害薬であるタナトリル[3]や抗パーキンソン病薬であるシンメトレル[4]、抗血小板薬であるプレタール[5]が挙げられます。

　では、薬剤以外でサブスタンスPの濃度を上げる方法はないのでしょうか？　実は、口腔ケアでサブスタンスPの濃度が上昇することが報告されています[6]。また、サブスタンスPの濃度が上がった結果、嚥下反射と咳反射が改善されたということも報告されました[7]。これまで、口腔ケアは口の中をきれいにすることで誤嚥物に含まれる異物や細菌の数を減らし誤嚥性肺炎を予防しているとされていましたが、口腔ケアは肺炎の危険因子（細菌）を減らすだけでなく、咳反射と嚥下反射という生体の防御因子も改善する効果があることが明らかになりました。このことは口腔ケアをされている方には、ぜひ伝えていただきたいです。

＜摂食機能療法を担う職種＞

どのような職種が摂食機能療法にかかわりますか？

ANSWER

歯科診療報酬の項目として記載されている摂食機能療法は、

「摂食機能療法は、摂食機能障害を有する患者に対して、個々の患者の症状に対応した診療計画書に基づき、医師又は歯科医師若しくは医師又は歯科医師の指示の下に言語聴覚士、看護師、准看護師、歯科衛生士、理学療法士又は作業療法士が1回につき30分以上訓練指導を行った場合に月4回に限り算定する」

「医師又は歯科医師の指示の下に言語聴覚士、看護師、准看護師又は歯科衛生士が行う嚥下訓練は、摂食機能療法として算定できる」となっています。

【摂食機能療法にかかわる8職種】

ややあいまいな表現ですが、上記の文章からすると、摂食機能療法として「診療計画書」に基づき「訓練指導」を行うのは、医師・歯科医師・言語聴覚士(ST)・看護師・准看護師・歯科衛生士・理学療法士(PT)・作業療法士(OT)であり、「医師又は歯科医師の指示」の下に「嚥下訓練」を行うのは、言語聴覚士・看護師・准看護師・歯科衛生士ということになります。したがって、かかわる職種としては、これら全職種と考えてよいでしょう(**図7**)。

歯科に関する大きな出来事としては、ここに歯科衛生士が明記されたことです。2007(平成19)年までは「言語聴覚士または看護師等が行う」とされており、「等」に歯科衛生士が含まれるかどうかさまざまな議論がありましたが、同年7月に厚生労働省より歯科衛生士は算定可との事務連絡が出され、2008(平成20)年4月からは正式に歯科衛生士が明記されるようになりました。この改正は、歯科、歯科衛生士に対する期待の表れとも解釈できます。この改正がなされたことで、「歯科医師が診断・指示をして、歯科衛生士が訓練指導を行う」という歯科のなかでの流れができました。これは歯科で完結させて他職種は連携しなくてよい、という意味で

はありません。歯科内で流れをつくりつつ他職種と連携することが重要です。歯科での摂食機能療法が、ますます広まることが望まれています。

【介護職等や家族にまで輪は広がる】

診療報酬項目としてではなく、摂食機能療法をもっと広く摂食嚥下リハビリテーションと考えると、かかわる職種はさらに多くなります。食事の介助や日々のケアを担当する介護職も摂食機能療法の担い手ですし、嚥下訓練食や嚥下しやすい食事メニューを考える栄養士、実際に食事を作る調理師なども重要な関連職種です。また職種ではありませんが、患者さんの家族も非常に重要です。とくに在宅での医療資源(訪問看護、介護、リハビリテーションなど)は限られますので、日常の訓練や介助は家族が担うことになります。したがって在宅での摂食機能療法は、家族の協力がなくては事がうまく運びません。医療者は患者さんだけを診るのではなく、家族がチームの一員として参加しやすいようにコーディネートし、家族指導を行うことも必要になります。

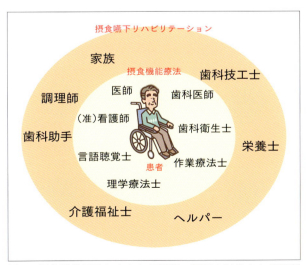

図7 摂食機能療法にかかわる職種。制度上はかかわる職種は限られているが(内輪)、摂食嚥下リハビリテーションという考えからすると関連職種はさらに多くなる(外輪)。

第2章 摂食機能療法とは

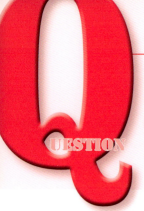

<歯科が行う利点>

Q10 嚥下障害は歯科が診るのですか？耳鼻咽喉科やリハビリテーション科ではないのですか？

現在の医療において、もっとも問題となっているのは「誰も嚥下障害を診ていない」という状況です。結論からいうと、誰かが嚥下障害を診ればよく、嚥下障害が診られるのであれば、耳鼻咽喉科でもリハビリテーション科でも、もちろん歯科でもかまいません。

【理想はチームアプローチ】

嚥下障害に対してはチームアプローチが理想で、主として診る科があったとしても、他の科も他の医療者（言語聴覚士、看護師など）も各専門分野の特徴を活かしてチームに参加できるとよいでしょう（図8）。嚥下臨床は境界領域といわれますが、境界領域を取り合うことは患者さんに利はなく、境界領域だからこそ多職種の専門性を活かしたアプローチができるはずです。したがって、歯科は状況によって嚥下障害を主として診る科になることもありますし、チームの一員として参加する科になることもあります。

病院では、歯科でなく耳鼻咽喉科やリハビリテーション科が主に嚥下障害を診ているところも数多くあります。しかしながら、嚥下に深くかかわる口腔ケアや義歯の調整、PAP（舌接触補助床）などの口腔内装置の製作など歯科にしかできないアプローチも多々あります。したがって、そういう場合はチームの一員として歯科がかかわる必要があります。

【全国の診療所の歯科医師に参加が期待される】

一方、施設や在宅においては、耳鼻咽喉科やリハビリテーション科の嚥下障害への関与は極端に少なくなります。耳鼻咽喉科医は全国に約9,000名、リハビリテーション科医は約2,000名であり、その多くが病院勤務なのが実情です。したがって、100万人とも200万人ともいわれる施設や在宅の嚥下障害の患者さんを、それらの診療科医師ですべて診ることは不可能です。そこで重要なのは、全国に約10万人存在するとされる診療所勤務の歯科医師でしょう[8]。嚥下障害の関連学会でもっとも大きなものが「日本摂食嚥下リハビリテーション学会」ですが、その会員数をみても、他の診療科医師よりも歯科医師がはるかに多くなっています（図9）。超高齢社会を迎えた日本においては、歯科が訪問の嚥下診療を充実させ、歯科が在宅や施設の嚥下障害を担当することが、高齢者の経口摂取を守る、不要な胃瘻を減らすポイントになると考えられています。

摂食機能療法は歯科点数表にも明記されており、歯科が嚥下障害を診ることに何ら問題はありません。歴史をみても摂食機能療法を最初に保険項目に取り入れたのは歯科であり、そのような経緯からすると、嚥下臨床は歯科から始まったともいえるでしょう。歯科は積極的に嚥下障害を診るべきだと思います。

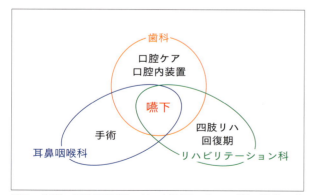

図8　歯科、耳鼻咽喉科、リハビリテーション科の連携。共通部分が「嚥下」であり、各科の専門性を活かしたアプローチができることが境界領域の医療の利点である。

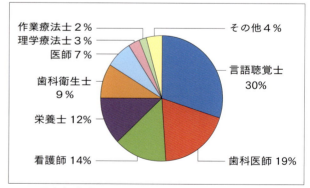

図9　日本摂食嚥下リハビリテーション学会の会員の内訳（2019年）。約16,700名の会員がいるが、職種として2番目に多いのが歯科医師である。

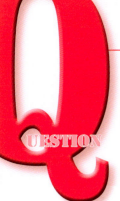

＜摂食機能療法の必要患者数＞

Q11 摂食機能療法が必要な患者さんはどのくらいいますか？

歯科診療報酬の項目には「摂食機能障害者とは、発達遅滞、顎切除及び舌切除の手術又は脳卒中等による後遺症により摂食機能に障害があるもの」という定義があります。摂食機能療法は、制度上はこの摂食機能障害者に対して行われます。

【推計50～60万人の患者さんが必要としている】

発達遅滞は、さまざまな報告があり全人口の1.5～3％といわれていますが、そのうちで摂食機能に障害がある患者さんの比率は明確にはされていません。仮に1割に摂食機能の障害があったとすると、日本の人口から算出すると15～30万人が対象となります。

口腔の悪性腫瘍の罹患者数は年間約7,000人といわれ、再発を含むと約1万人に上ると推察されています。口腔悪性腫瘍の多くで外科治療が選択され、また悪性ではないにせよ、エナメル上皮腫などでは広範な外科手術が必要なことから、摂食機能療法の対象となる顎切除や舌切除の手術を受ける患者さんは、正確な統計ではないですが1万人以上存在する可能性があります。ただし、年間の発生数であり、累積するとさらに大きな数になると考えられます。

脳血管疾患では、治療中の患者数が約112万人と推定されています。このうち摂食機能の障害を有する比率は明らかにされていませんが、2割としても約22万人が摂食機能療法の対象となります。

以上は大雑把な推測ですが、合計50～60万人の患者さんが摂食機能療法を必要としていると考えられます。これは非常に大きな数字であり、仮に歯科医師全員で対応したとしても、1人の歯科医師あたり5～6人の摂食機能療法を担当しなければならないことになります。

【制度上の対象とならない患者さんも少なくない】

しかしながら、ここには大きな問題があります。この対象とされている疾患以外にも、血管性以外の認知症、パーキンソン病やALSなどの神経筋疾患、咽頭腫瘍の患者さんも摂食嚥下障害を呈することが多々あります（図10）。現行の文言では、「脳卒中等」という表現をされているため、これら疾患が摂食機能療法の対象となるかは解釈が分かれるところですが、これらの患者さんも摂食機能療法が必要であり、適切な治療を行うことで機能の改善・維持ができます。摂食機能療法は「療法」であり「訓練」ではないため、意思疎通ができなくても、進行性の疾患でも適応は可能です。項目の文言のために本来必要としている患者さんに、必要な医療が提供できないというのは大きな問題です。

【多くの方に求められている現実を忘れない】

このように摂食嚥下障害を有する真の適応となる患者さんをすべて合わせると、摂食機能療法が必要な方は100万人とも200万人ともいわれます。介護老人保健施設入所者の約3割もが、原因はさまざまですが嚥下障害との報告もあります[9]。これはすごく大きな数です。今後は制度が変わり、必要な患者さんに摂食機能療法が提供できるようになること、またそれに対応できる歯科が増えることが望まれます。

```
摂食嚥下リハビリテーションの適応

認知症
神経筋疾患（ALS、パーキンソン病、など）
咽頭腫瘍術後
その他、摂食嚥下障害を有する症例

  摂食機能療法の適応

発達障害
顎切除および舌切除の手術による後遺症
脳卒中等による後遺症
```

図10 摂食機能療法と摂食嚥下リハビリテーションの適応。摂食機能療法の適応となるのは、摂食嚥下障害を有する患者さんのほんの一部である。

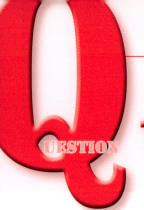

<＜摂食機能療法の注意点＞

Q12 摂食機能療法を行うときの注意点は何ですか？

摂食機能療法は誤嚥や窒息と隣り合わせであり、それらに対するリスク管理（第3章Q19参照）にも注意を払う必要がありますが、ここでは治療を進めていくにあたり、注意すべきリハビリテーションの考え方、チーム医療のあり方について説明します。

【時間の経過にともない評価を繰り返す】

歯科治療は、症状・訴えに対して処置で対応することが多く、その処置の効果も比較的早く現れます。しかしながら、摂食機能療法の効果は、一部を除いてすぐには現れません。たとえば、脳卒中後の口唇の閉鎖不全があったとして、それに対して口唇閉鎖訓練を行ったとします。その効果が出てくるのは数週間後のこともありますし、数か月後のこともあります。場合によっては効果が認められないこともあります。したがって、即時効果ではなく時間経過にともなった評価が非常に重要であり、再評価ののち、リハビリメニューの再考を繰り返していく必要があります。自分が立てた方針が適切であったか、ということに常に注意を払わなければなりません。そういう意味では非常に内科的な経過をたどるといえるでしょう。

【歯科（摂食嚥下）専門医としてチームに加わる】

もう1つの注意点は、摂食機能療法は歯科単独で完結するものではないということです。摂食嚥下障害の患者さんは、その原因となる疾患があり、多くはその疾患を管理している主治医が存在します。摂食機能療法を進めていくには必ず主治医との連携が必要であり、歯科は「歯科（摂食嚥下）専門医」としてチームに加わらなければなりません（ただし、口腔腫瘍術後の患者さんでは、歯科医師が主治医かつ摂食機能療法担当になることもあります）（**図11**）。摂食機能療法の効果は栄養摂取に直結し、全身状態にも大きく関与するため、全身を管理している主治医への治療内容・効果の報告は必須です。また、歯科が摂食機能療法を行っている経過中に誤嚥性肺炎を発症する可能性もあります。そうなったときに、まったく主治医との連携がなければ、主治医にとっても寝耳に水であり信頼関係は構築できません。あらかじめ主治医に摂食機能療法を行う旨を伝え、肺炎時の対応を依頼しておくと連携がスムーズに進みます。もちろん、機能療法開始に先立って、原因疾患の状態、運動や生活の制限、投薬内容等も問い合わせておき、治療に反映させることも必須です。

【主治医以外との連携もポイント】

主治医以外にも、看護師やセラピスト（言語聴覚士、理学療法士、作業療法士）との連携もポイントです。摂食機能療法は歯科が週に1回行うよりも、多職種が連携し合って頻度高く行うほうが効果的です。治療方針がブレて困ることがないよう、他の職種がどういうことを行っているかを把握し合って、途切れない医療を提供できることが理想です。

＜摂食機能療法の注意点＞

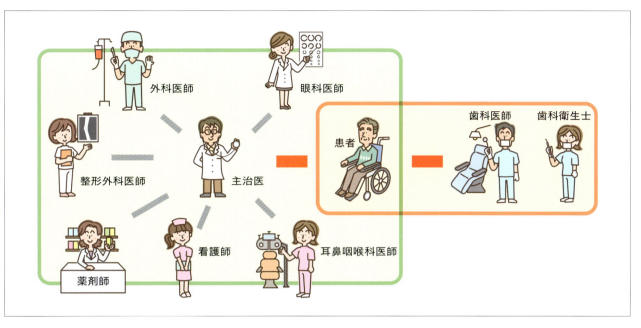

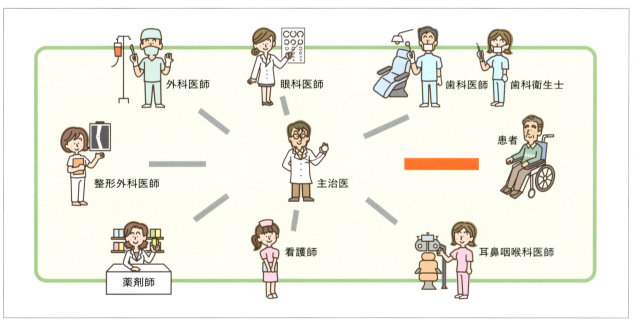

図11 チーム医療。
上：これまでの歯科のイメージ。主治医とは異なる個別単科のチームを形成。
下：摂食機能療法のチームのイメージ。歯科医師は歯科専門医としてチームに参加。

参考文献

1．厚生労働省大臣官房統計情報部人口動態・保健統計課．平成21年度「不慮の事故死亡統計」の概況．（http://www.mhlw.go.jp/toukei/saikin/hw/jinkou/tokusyu/furyo10/index.html）

2．藤島一郎．脳卒中の摂食・嚥下障害 第2版．東京：医歯薬出版，1998.

3．Sekizawa K, Matsui T, Nakagawa T, Nakayama K, Sasaki H. ACE inhibitor and pneumonia. Lancet 1998；352：1069.

4．Nakagawa T, Wada H, Sekizawa K, Arai H, Sasaki H. Amanntadine and pneumonia. Lancet 1999；353：1157.

5．Yamaya M, Yanai M, Ohrui T, Arai H, Sekizawa K, Sasaki H. Anti-thrombolic therapy for prevention of pneumonia. J AM Geriatr Soc 2001；49：687-688.

6．Yoshino A, Ebihara T, Ebihara S, Fuji H, Sasaki H. Daily oral care and risk factors for pneumonia among elderly nursing home patients. JAMA 2001；286：2235-2236.

7．Watando A, Ebihara S, Ebihara T, Okazaki T, Takahashi H, Asada M, Sasaki H. Daily oral care and cough reflex Sensitivity in elderly nursing home patients. Ches 2004t；126：1066-1070.

8．植松 宏 監修．戸原 玄，野原幹司，石田 瞭 編著．訪問歯科診療ではじめる摂食・嚥下障害へのアプローチ．東京：医歯薬出版，2007：1-18.

9．山脇正永．誤嚥性肺炎の疫学．総合リハ 2009；37（2）：105-109.

第3章
摂食機能療法の実際

<対象者>

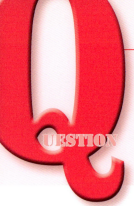

Q13 摂食機能療法の対象者はどんな方ですか？

歯科診療報酬の項目にもとづくと、対象者は「発達遅滞、顎切除及び舌切除の手術又は脳卒中等による後遺症により摂食機能に障害がある者」です。「脳卒中等」にどこまでの疾患を含むかは解釈が分かれるところですが、認知症や神経筋疾患などを含むとすると対象症例は多岐にわたります（**図1**）[1]。

1）発達遅滞

脳性麻痺や染色体異常、先天奇形などで、摂食嚥下障害を呈している症例が対象となります。嚥下反射が著しく低下している、誤嚥のため気管切開をしている、など重度の障害を有する症例から、食べこぼす、食事に時間がかかるといった比較的軽度の症例まで幅広い症状が対象となります。また、原因疾患が多岐にわたり、その病態も非常に幅が広いのが、発達遅滞の摂食機能障害の特徴です。

2）顎切除および舌切除の手術後

この場合、器質的な摂食嚥下障害があるという点が大きな特徴です。切除後は再建術が行われることがありますが、再建した軟組織は形状が回復できても機能的には不十分であるため、その点を考慮したリハビリテーションが必要になります。器質的に欠損を有している症例に対してはPAP（舌接触補助床）の適用が有効であり、装着した状態でのリハビリテーションが効果的です。脳卒中後遺症の症例と比べると、比較的若い年齢の症例が多く、治療に対する理解が良好なことも特徴のひとつです。

3）脳卒中等による後遺症

代表的な症状は偽性球麻痺と球麻痺ですが、比率としては偽性球麻痺のほうが多いでしょう。偽性球麻痺の嚥下障害の程度はさまざまですが、摂食機能療法の効果が比較的現れやすく、食事時の姿勢や食品の選択を適切に行うことで症状の改善が得られます（これは症状の改善であり、機能の改善ではありません）。歯科が担当する施設や在宅でも偽性球麻痺の症例は多いのですが、そこで心得ておくべきは、施設や在宅は脳卒中後の症例のほとんどが慢性期であるということです。すなわち、このような患者さんに対しては「訓練で機能が改善する」という回復期ではなく、「今ある機能を活かして生活する」という慢性期の対応が必要です。

4）認知症や神経疾患

認知症は、アルツハイマー型、レビー小体型、前頭側頭型、血管性が4大原因疾患とされています。もっとも多いのはアルツハイマー型であり、軽度の頃は食行動の障害（食べたことを忘れる、箸の使い方がわからなくなる、など）が主ですが、進行すると誤嚥もみられるようになります。神経筋疾患は、パーキンソン病やALS（筋萎縮性側索硬化症）、多系統萎縮症が代表的です。これらは進行性の疾患であり、廃用に起因する障害は訓練で改善が見込めますが、疾患に起因する機能低下に対する訓練は無効であり、脳卒中の慢性期と同様、今ある機能を活かす摂食機能療法がポイントとなります[2]。

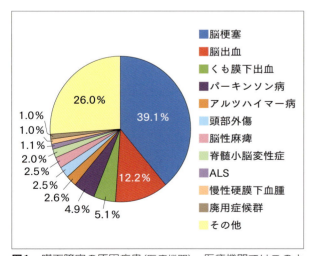

図1 嚥下障害の原因疾患（医療機関）。医療機関ではこのような疾患が嚥下障害の原因となっている。在宅や施設では比率がやや異なると考えられる（文献1より引用改変）。

<摂食嚥下機能の評価法>

Q14 どのように摂食嚥下機能を評価すればよいですか？

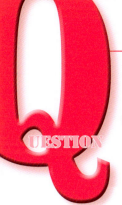

嚥下障害の診断は、障害のあり・なしを評価するだけでなく、どうすれば障害が改善するかを判断、提示することです。いわゆる飲み込みの機能だけではなく、全身的な体力や、既往歴、服用薬剤など嚥下機能に影響を及ぼすことも、問診、視診、触診を駆使して総合的に把握しなければなりません。経口摂取をしている患者さんでは、実際に食事をしている風景を診て問題点を明らかにしていくことも必要です。

1）問診

問診項目を図2に示します。問診は診察時には得られない普段の患者さんの状態を把握するために大変重要です。把握できていない点があるなど、すべてを初回の診察で埋めることが困難な場合は、複数回に分けて聞いていけばよいでしょう。

2）視診・触診

主な視診・触診部位と確認事項を①～④に示します。嚥下に不利にはたらくところはないか、また、うまく活用できるところはないかなど、今後どのようにすれば、嚥下障害が改善するかを想像しながら視診・触診を行います。とくに触診は、客観的な評価は困難なところも多いのですが、主観でもよいので評価し続けることで、小さな変化を把握していけるようになります。

①頸部

嚥下に必要な喉頭挙上運動は、頸部の筋がはたらくことによって達成されるため、頸部の状態は嚥下機能に大きく影響を及ぼします。適度な緊張があるか、嚥下しやすいといわれる軽い前屈位をとることが可能か、頭部の支持や姿勢変化で緊張が緩和するか、喉頭が挙上するかなどを確認します。

②口唇、頬

口唇や頬が適切に動かなければ、食物の取り込みや保持、食塊形成をすることができません。口唇閉鎖が可能か、過緊張がないか、左右差がないかを確認します。

③口腔内

衛生状態や口腔乾燥、咬合支持の有無、舌の運動障害や萎縮の有無を確認します。舌は食塊形成だけでなく、口腔から咽頭への送り込み、嚥下時の咽頭圧の形成にも深く関与しているため、必ず触診で確認する必要があります。

④呼吸

後述Q17のように、嚥下と呼吸は深く関与しているため、胸郭の動きや呼吸のリズム、深さを触診します。

◎全身状態
　身長、体重、背景疾患、既往歴
　服用薬剤、担当医、主な介助者
　生活自立度、要介護度、褥創
　生活リズム

◎食事
　主訴、食欲、栄養摂取方法、経口摂取の割合
　食事時の姿勢、食事時間、増粘剤の使用の有無
　好きな食べ物

◎嚥下
　主訴、流涎、むせ、肺炎の既往
　発熱の既往、痰の性状
　嚥下に関する検査、指導内容

◎口腔
　口腔清掃の頻度、実施者
　義歯の所有、装着状況

図2　摂食嚥下機能の評価に必要な問診項目。

＜摂食嚥下機能の評価法＞

3）食事観察

　問診や視診・触診で得られた情報を念頭におき、実際の食事を観察していきます。先行期では、食事に適した姿勢がとれているか、食事を認知しているか、意欲があるか、口への運搬はスムーズか、口で取り込めているか、ひと口量や食事を口に運ぶペースを診ます。準備期は、食塊形成の時期であり、歯科医師がもっともアプローチしやすい期でもあります。丸呑みせずに咀嚼をしているか、食物が粉砕され、まとめられているか（嚥下前）、残留していないか（嚥下後）を確認します。

　口腔期では、食物を咽頭に送り込まずに、なかなか飲み込まないということが問題になるケースが数多くあります。その場合は姿勢を変化させる（リクライニング）ことで変化がないかどうかを診ます。咽頭期では喉頭がしっかりと挙上しているかを触診で確認します。むせがある場合は「何でむせたか」「いつむせたか（食事の前半か、後半か、嚥下前か、嚥下後か）」を確認します。むせることができない患者さんでは、発声や呼吸の乱れも診るとよいでしょう。食道期では、とくに経管栄養の患者さんで注入後に口から栄養剤の臭いがしないかどうかを診ます。

コラム　スクリーニングとアセスメント

　嚥下臨床においてもっとも重要なスクリーニングというのは、嚥下診療の必要があるかどうかをふるい分けするものです。誤嚥のスクリーニングとしては、反復唾液嚥下テスト（RSST：repetitive saliva swallowing test）や改訂水飲みテスト（MWST：modified water swallowing test）が広く知られています。しかしながら、これらは嚥下障害をスクリーニングするものではありません。嚥下障害は誤嚥だけでなく、さまざまな症状がありますので、嚥下臨床ではこれらのテストはスクリーニングというよりも、喉頭挙上の力強さや、嚥下反射の有無などを確認するなどアセスメント（機能評価）の1つとして用いられることが多いようです。嚥下障害のスクリーニングとしては、**表1**をご家族や介護者の方に記載してもらい、その表を医療者がみて診療の要否を決定するという主観的包括的アセスメント（SGA：subjective global assessment）を行います。

表1　摂食嚥下障害スクリーニングシート（阪大顎治式）

Q. 現在の状態についてA、B、Cの中で適するものに○をつけてください。
　　本人から聴取できないときは1～9までの観察項目だけで結構です。

	A	B	C
1. 食べるのが遅くなった	はい		いいえ
2. やせてきた	はい		いいえ
3. 食べこぼす	いつも	ときどき	ない
4. 口の中に食べ物が残る	いつも	ときどき	ない
5. 食事中にむせる	いつも	ときどき	ない
6. 咳が出る	いつも	ときどき	ない
7. 痰が多い	いつも	ときどき	ない
8. のどがゴロゴロ鳴る	いつも	ときどき	ない
9. 風邪以外で熱が出ることがある	はい		いいえ
10. 食べにくいものが出てきた	はい		いいえ
11. のどの奥に食べ物が残る	いつも	ときどき	ない
12. 食べ物がつっかえる	いつも	ときどき	ない
13. 飲み込みにくい	いつも	ときどき	ない
14. 食べ物や胃液が逆流する	いつも	ときどき	ない

診療の要否：　要　　不要　　再チェック　　名前

※Q10～Q14は自覚症状の項目ですので意思疎通が困難な症例では記載なしでも問題ありません。

<＜嚥下内視鏡検査＞>

Q15 嚥下内視鏡検査とはどのような検査ですか？

A

嚥下内視鏡検査（VE：video endoscopic evaluation of swallowing）とは、細いカメラを鼻腔から挿入し、咽頭を直接観察することで嚥下機能を評価する検査です（**図3、4**）。歯科診療報酬の項目としては、内視鏡下嚥下機能検査（720点）となります〔2018（平成30）年度改定時の点数。医科点数表〕。エックス線を照射しながら造影剤入りの食品を摂取することで口腔から食道までの食塊の流れを動画でとらえる嚥下造影検査（VF：videofluorographic examination of swallowing）と並んで嚥下機能検査のgold standardとされています。

【VEのVFに対する利点と欠点】

VEはVFと比較して、以下の特徴が挙げられます。

［利点］
・唾液の誤嚥や喉頭侵入が確認できる
・持ち運び可能なため、在宅や施設でも検査が可能
・普段摂取している食事で検査ができる（造影剤の使用が不要）

［欠点］
・嚥下の瞬間が見えない
・挿入の違和感がある

【適切な解釈による総合的な評価が重要】

VEでは下記のような項目を評価します[3]。

食事前：器質的な疾患の有無、咽頭の衛生状態の確認、唾液の誤嚥の有無、声帯の動きなど

食事時：食塊形成、咽頭への送り込み、嚥下反射のタイミング、喉頭侵入・誤嚥の有無、咳による喀出の可否、残留の有無（**図5**）、鼻咽腔閉鎖運動、鼻腔への流入

ここで重要なのは、嚥下内視鏡検査結果の解釈です。VEはすぐれた検査ではありますが、その検査だけですべてが決まるわけではありません。VEで誤嚥があったら、すぐに経口摂取を禁止するのではなく、内視鏡を見ながら、姿勢や食事内容を変えることで、誤嚥なく経口摂取可能な方法を探すことや、発熱の有無や血液検査などと合わせて、総合的に評価することが重要です。

また、VEは医療者が見るだけでなく、患者さんや介助者が口頭だけでは理解しにくい点を画像で見ることが可能であり、患者さんや介助者の理解を助け、指示がよりスムーズに遂行されるというプレゼンテーションツールとしても活用できます。

【取り扱いには十分注意する】

VEは慣れない検査者が行うと、疼痛や不快感などをともない、合併症を発生させることがあります。合併症には、失神発作、アレルギー、鼻出血、声帯損傷などが挙げられます。失神発作やアレルギーに対しては、一般歯科治療の合併症と同様の処置を行います。鼻出血や声帯損傷については、まず検査に習熟して発生させないことが重要であり、鼻腔や咽頭の解剖を熟知し、力まかせに挿入せず、検査に習熟するまでは深い位置での観察は避けるようにしましょう。

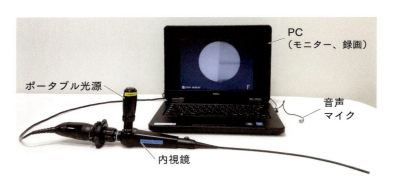

図3　内視鏡セット。

第3章　摂食機能療法の実際

＜嚥下内視鏡検査＞

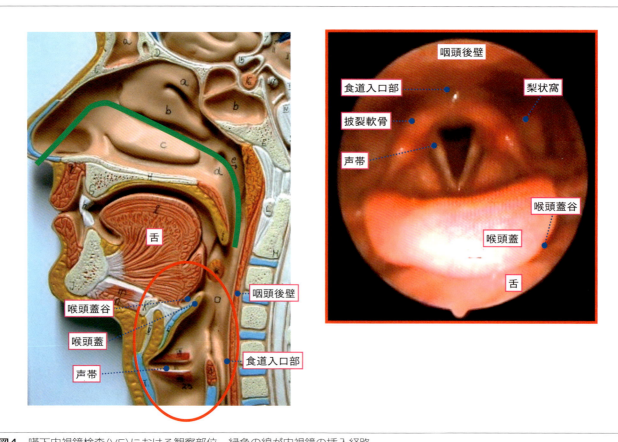

図4 嚥下内視鏡検査(VE)における観察部位。緑色の線が内視鏡の挿入経路。

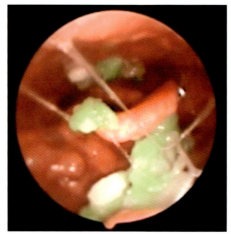

図5 嚥下内視鏡で見た咽頭内の食物の残留。

<間接訓練>

Q16 訪問診療でできる間接訓練にはどんなものがありますか？

A 間接訓練は、実際に食物を食べる直接訓練と比較して誤嚥などのリスクが少なく、手技が容易な訓練も多いため、医療者のみならず、家族などの介助者が行えるという利点があります。しかしながら、効果の出現が緩やかなため、訓練を継続するためのモチベーションを維持することが困難な場合もあります。訓練を継続してもらうのも医療者に必要なスキルですから、訓練の意義をしっかりと説明しながら訓練を進め、長い目で経過観察し再評価を行います。実際には、口腔ケアと並行しながらできる訓練もありますので、口腔ケアを担当している歯科衛生士や介助者に指示をすることも多いです。間接訓練には、主に嚥下にアプローチする方法と呼吸にアプローチする方法がありますが、ここでは嚥下にアプローチする方法を説明します（呼吸の重要性、アプローチはQ17参照）。

1）マッサージ、ROM訓練、筋機能訓練

他動的に動かすマッサージ、最大可動域まで動かすROM訓練、負荷を加えて自発的に動かす筋機能訓練を、嚥下にかかわる筋肉、とくに頸部[4]や口腔周囲、舌を対象に行います（**図6**）。これらの主な目的は、硬直している部分をほぐす、弛緩している部分に刺激を与える、可動域の拡大、巧緻性の向上などが挙げられます。また、副次的な目的としては、脱感作や覚醒効果、食事の準備運動などが挙げられます。

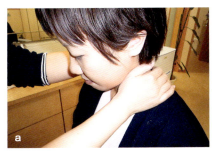
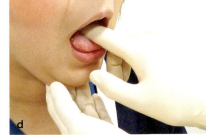
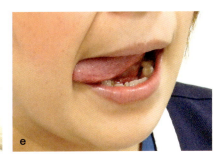
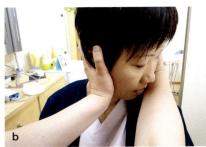
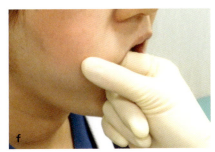
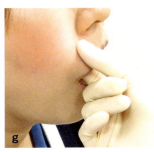
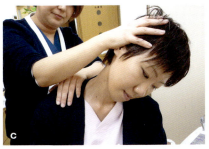
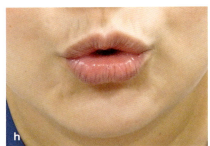
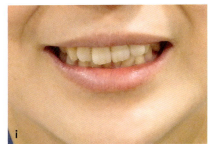

図6a-i a-c：頸部のマッサージとROM訓練。d, e：舌のマッサージとROM訓練。f-i：口唇・頬のマッサージとROM訓練。

＜間接訓練＞

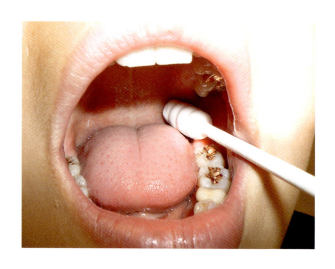

図7　アイスマッサージ。

2）Shaker法[5]（シャキア訓練）

頸部の筋機能訓練で、喉頭挙上筋群の筋力増加、咽頭収縮力の強化を目的に行います。水平位で頭部を挙上しますが、原法は困難ですので、できる範囲で行い、頸部を鍛えます。

3）アイスマッサージ
（≒ thermal tactile stimulation）

冷やした綿棒などを用いて軟口蓋や奥舌、咽頭を刺激します。以前は、嚥下反射を改善することを目的に行われていました。しかしながら現在では、刺激する部位と反射が起きる部位が異なるという点からも、嚥下反射を改善するという効果は疑問視されています[6]。刺激した際に唾液や綿棒に含まれていた水が咽頭に流れ、嚥下運動を誘発させる、もしくは、指で届かない口腔や咽頭を刺激し、覚醒効果や食事の準備運動として用います（**図7**）。

よく「どの程度、訓練をすればいいのですか？」と聞かれることがあります。答えは「患者さんによりけり」となりますが、医療者は「食事の前に3分間」とか「お風呂の後に5分間」など、患者さんの生活リズムを考慮し、具体的に提示することが必要です。訓練の頻度は、毎日してもらうことが理想です。困難な場合は、「月、水、金だけ頑張りましょう」など、こちらも具体的に提示してください。もっとも大事なのは継続することですので、患者さんや家族・介護者など周囲の方々のできる範囲を見極めましょう。

Q17 呼吸リハビリテーションが有効と聞きましたが、その意義と方法を教えてください

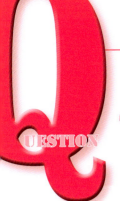

　呼吸は嚥下にとても深くかかわっています。健常成人では、嚥下と呼吸が同時に起こることはありません。嚥下の瞬間は気道が閉鎖され、嚥下したものが気管に入る誤嚥を防ぎます。また、嚥下直後は呼気が出る場合が多く、これも気管に入りかけた物を排出するという誤嚥の予防につながっています。

【呼吸リハビリテーションの意義】

　肺活量が低下した場合、呼吸の頻度が上がり、嚥下のタイミングがずれ、誤嚥してしまう可能性があります。また、誤嚥すれば必ず肺炎になるわけではなく、侵襲(誤嚥物の内容や量)と抵抗(喀出機能、免疫力)のバランスで侵襲が抵抗よりも大きくなった場合に誤嚥性肺炎を生じます。実際に、誤嚥したとしても、咳により喀出できれば肺炎を避けることができます。とくに、結核や肺がんの既往のある方、慢性閉塞性肺疾患(COPD)の方は侵襲が大きくなる場合が多いため、積極的に呼吸リハビリテーションを取り入れることが望ましいと思われます。

【取り組みやすい呼吸リハビリテーションの方法】

　呼吸リハビリテーションには、体位を利用し末端から中枢の気道への誤嚥物や分泌物の移動を促進させる体位ドレナージや、胸郭を圧迫することで気流による誤嚥物や分泌物の移動を介助するスクイージングなど、さまざまな方法があります。詳細は他書に譲り、ここでは口腔ケアなどの際にも取り組みやすい深呼吸と咳嗽訓練について説明します。

①深呼吸

　指示がとおる患者さんでは、ゆっくりと大きく息を吸ってもらってから、ゆっくりと息を吐き出してもらいます。可能であれば鼻呼吸が望ましいのですが、困難な場合は、患者さんがリラックスできるような、やりやすい方法で行ってもらいます。上肢の動きに問題のない患者さんでは、胸郭の可動域を広げるために、上肢を吸気時に挙上し、呼気時に下げる(Silvester法、図8)と効果が増加します。

②咳嗽訓練

　咳とは、誤嚥物などの異物を喀出するために、声門をしっかりと閉鎖し声門下圧を高めた後、勢いよく声門を開放することで空気を強制的に排出することです。咳が可能である患者さんには、意識して咳を行ってもらいます。咳が困難な患者さんには、声門を閉じることを意識してもらうため、開口状態で、「軽く吸気後に呼吸停止、その後、軽く呼気」を繰り返すことが咳の訓練になります。

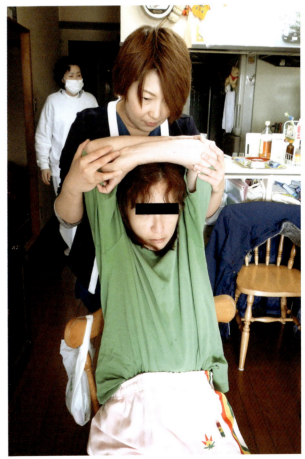

図8　Silvester法。

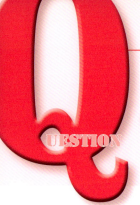

<直接訓練>

Q18 直接訓練はどのように行えばよいでしょうか？

直接訓練とは「嚥下は嚥下によってもっとも訓練できる」という考え方のもと、食物を実際に摂取してもらう訓練です。

【適応をよく見極めて慎重に行う】

まったく経口摂取をしていない患者さんにとっては、食べる楽しみを味わってもらえる訓練です。低い食事段階のものを摂取している方に、上の段階のものを摂取してもらうということも直接訓練に含まれます。実際に経口摂取をしてもらうのですから、訓練のモチベーションは高まりますが、誤嚥などのリスクがあるため、慎重に行う必要があります。直接訓練は間接訓練と異なり、すべての患者さんが適応というわけではないということです。

【実施前に確認すること】

まず、直接訓練を行う前には、①体調が安定していること（発熱がない、感冒に罹患していない）、②嚥下反射があること、③リスク管理ができていること〔いざというときの準備（吸引など）が必要〕、④口腔内が清潔であること、を確認する必要があります。

上記4点を確認したうえで、理解ができる患者さんでは、嚥下機構について説明します。理解が困難な患者さんでは、家族や介助者に説明します。嚥下を意識してもらうことで訓練がスムーズに行えるようになることが目的です。嚥下をイメージし、嚥下に集中することで失敗しない嚥下運動を学習します。ときどきむせる患者さんに効果的であるといわれています。直接訓練の前に準備運動として口腔ケアや間接訓練を行うことも望ましいとされています。

【用いる食品は冷やしたゼリーやとろみつきの液体】

直接訓練に用いる食品ですが、長期に経口摂取をしていないような患者さんでは、食塊形成が不要（軟らかく、まとまりやすい）なゼリーやトロミつきの液体を、嚥下反射が惹起しやすいように冷やして用います。

【適切な姿勢を探す】

つぎに、誤嚥せず、嚥下しやすい姿勢を探します。頸の角度は嚥下機能に深く関与しており、緊張せずに軽く前屈位をとることが望ましいとされています。口腔から咽頭への送り込みの補助や誤嚥の予防のためにリクライニング位をとることもありますが、脳卒中の症例で有効とされている30°が、すべての患者さんに適応するわけではありません。適切な角度は患者さんによりさまざまですので、適切な角度を探すことが治療のひとつになります。嚥下後は、指示がとおる患者さんの場合は、口腔や咽頭に残留しているものをクリアにすることを目的に、複数回嚥下を指示します。また、発声や咳を指示して喉頭侵入したものや誤嚥したものの排出を促すことも重要です。

先述のとおり、誤嚥のリスクがあるため、体温測定や血液検査を依頼し、それらの結果をもとに訓練の継続や中止、段階を上げる・下げるなどの診断が必要です。

<リスク管理>

Q19 リスク管理はどうすればよいでしょうか？

摂食機能療法に含まれる訓練としては、大きく分けて食物を用いる直接訓練と、用いない間接訓練の2つがあります。さらに、食事を安全にとるための姿勢のコントロールやカトラリーの使い方の指導も摂食機能療法に含まれると考えられています。これら機能療法のなかで、食物を用いた場合には誤嚥や窒息のリスク管理が必要になります。

【誤嚥や窒息が生じたときの対応】

誤嚥が生じたときは、経過観察で問題ない程度の誤嚥であるのか、積極的に対応しないと肺炎になってしまうような誤嚥であるのかの見極めがポイントです（第2章Q6図4参照）。誤嚥したとしても、誤嚥物の量が少なくて呼吸器への為害性が弱く、その患者さんの体力・免疫機能・喀出力が良好であった場合には、経過観察のみで対応できることがほとんどです。反対に、誤嚥の量が多くて為害性が強く、その患者さんの体力・免疫機能・喀出力が低下しているときは、吸引、呼吸リハビリテーション（ドレナージやスクイージング）を考慮します[7]。

窒息は緊急性を要するため、生じたときには窒息の原因となった食物の除去（ハイムリッヒ法、吸引など）を試み、必要に応じて救急車をよびます。喉頭鏡や経皮的気管穿刺針キットを準備しておくこともよいでしょう。

誤嚥や窒息を目の前にすると、どうしても気が焦って対応が遅れてしまいがちです。しかし、対応は一刻を争うこともあります。いつ誤嚥や窒息が生じても対応できるように、日々の臨床からシミュレーションしておく必要があります。

【誤嚥や窒息が起きないように予防する】

以上は起きてしまったときの対応ですが、もっと重要なのは誤嚥や窒息が起きないように予防することです。摂食嚥下機能を十分に評価し、危険性のある食品は訓練に用いない、食事として提供しないといった対応が望まれます。

【いざというときに備えたシミュレーションが大事】

摂食機能療法を必要とする患者さんは、全身状態が悪い場合も多く、全身状態の急変のリスクもあります。意識レベル低下、呼吸停止、てんかん発作など、予測される急変を常に頭において、いざというときに対応できるようにシミュレーションしておきましょう。また、このときも予防が重要です。負荷がかかるような訓練・検査などを行うときは、あらかじめバイタルサイン（血圧、SpO$_2$、体温）は計測するようにし、必要であればモニターしながら訓練を行いましょう（図9）。いつもと違うバイタルサインが計測されたときや、訓練中に急な変化が認められたときは、訓練・検査を撤退するというのもリスク管理の方法です。

主治医と良好な関係を築いておくことも、広い意味ではリスク管理といえます。全身状態の変化を常日頃からやりとりしていると、急変の予測に有用ですし、急変が生じたときも問い合わせがしやすくなります。

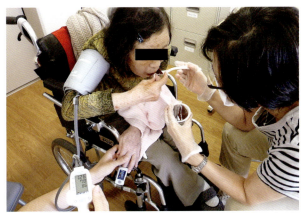

図9 リスクがある症例の摂食機能療法。リスクがあるときは血圧やSpO$_2$をモニタリングしながら行う。

第3章 摂食機能療法の実際

45

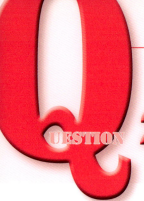

Q20 チームアプローチは具体的にどのように行えばよいでしょうか？

　これまでの歯科疾患は、歯科単科で完結することが多く、他職種との連携はあまりありませんでした。しかしながら、摂食嚥下リハビリテーションの基本は、他職種とのチームアプローチです。主治医（主に内科）とだけでなく、看護師、セラピスト、介護職、栄養士、家族まで巻き込んで一緒に取り組む必要があります。

　チームの目標は患者さんによって異なりますが、基本は「口から安全に食べる」機能の維持・改善です。その目標に向かって、各チーム構成員が専門性を活かし、かつ連携し合い診療を進めていきます。

【歯科の専門性を活かす】

　歯科にとってするべきことの1つは、専門性を活かすということです。いうまでもなく摂食嚥下にとって口腔は非常に重要であり、その口腔に対して効果的なケアやリハビリテーションが行えるのは口腔の専門家である歯科医療従事者です。とくに義歯やPAPなどの口腔内装置の製作ができるのは歯科以外になく、この専門性を活かしてチームに貢献する必要があります。

【他職種とコミュニケーションできる知識をもつ】

　もう1つは、他職種とコミュニケーションできる知識を身につけることです。主治医とはもちろんのこと、看護師やセラピスト、その他職種とも有機的な連携をとっていかなければなりません。そのためには、歯科医療の知識だけでなく、広く医療・介護の知識を身につける必要があります。良好なコミュニケーションが良好な連携を生みます。

【アプローチの形はトランスディシプリナリー】

　チームアプローチのひとつの形としてはinter-disciplinary（インターディシプリナリー）があります（図10a）。これは、必要なことを各専門職がそれぞれ担当するというチームです。確かに、専門職がそろっている場合にはこのアプローチは有効ですが、実際にこれらの職種がすべてそろうことは稀です。とくに在宅や施設においては、不可能といってよいでしょう。そこで、摂食嚥下臨床でよく採用されるチームアプローチの形としてはtrans-disciplinary（トランスディシプリナリー）があります（図10b）。"trans"とは「越えて」という意味であり、「各職の専門を越えて、補い合えるところは補ってチームの目標を達成する」というのがtrans-disciplinaryの考え方です[8]。このチームでは、歯科は歯科治療だけでなく、嚥下診断や栄養指導、チームのコーディネート、嚥下訓練、口腔ケアなど、さまざまな分野を網羅できる非常に重要な職種になります。

【歯科内のチームにおける役割分担も重要】

　もちろん、歯科衛生士（歯科技工士）、歯科医師という歯科内のチームも重要です（図11）。歯科医師と歯科衛生士が同じことをやっていても、なかなか事は効率よく運びません。歯科内のチームでは、歯科医師に必要なのは嚥下診断と治療方針の決定・指示、治療責任を担うことであり、実際にケアや訓練で手を動かすことは歯科衛生士が担当するのが効率的でしょう。たとえば、足を骨折した患者さんの歩行訓練を行う医師はいません。医師は治療方針を決定し、訓練内容を指示して責任をとります（実際の訓練は理学療法士が担当）。嚥下訓練のときの歯科内のチームでも同じような考え方が必要です。

<チームアプローチ>

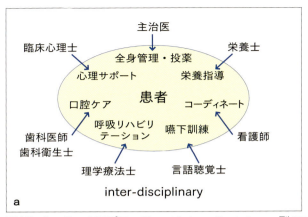 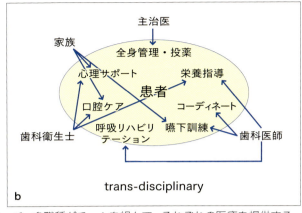

図10a, b　チームアプローチ。a：inter-disciplinary型のアプローチ。多職種がチームを組んで、それぞれの医療を提供する。b：trans-disciplinary型のアプローチ。すべての職種がそろわなくても、存在する職種が不足を補い合うことで、必要な医療を提供する。

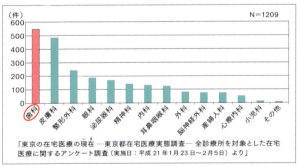

図11　歯科内のチームアプローチ。同じことをするのでは効率が悪い。お互いを尊重した役割分担がポイントとなる。

コラム　在宅医が歯科に求めること

　訪問診療を行っている主治医が連携を必要とする診療科を調査したところ、トップに歯科を挙げています（**図12**）。2位は褥瘡への対応のため皮膚科、3位は骨折・脱臼などへの対応のため整形外科、以下、眼科、泌尿器科となっています。また別の調査になりますが、訪問診療において歯科との連携を取り入れたケースで求められる目標として、1位に摂食嚥下機能の維持、2位に誤嚥性肺炎の予防が挙げられています（**表2**）。

　今後ますます増加する訪問診療のニーズに応えるためにも、摂食嚥下の知識は必須であると考えられます。

図12　在宅医療の主治医（医師）が必要とする診療科。

表2　訪問診療において歯科との連携を取り入れたケースで求められる目標

口腔ケアを取り入れた事例において期待する目標（多いもの3つ選択）	人数	割合
摂食嚥下機能の維持	93	30.1%
気道感染の予防（肺炎等）	75	24.3%
療養意欲・生活の質の向上	33	10.7%
床ずれの改善	2	0.6%
栄養状態の改善	24	7.8%
口臭の防止	46	14.9%
歯科疾患の予防	29	9.4%
会話発音の維持	7	2.3%
その他	0	0.0%
合計	309	100.0%

「上川中部地域歯科保健推進協議会・旭川市　口腔ケアの普及に関心のある保健医療福祉関係者アンケート調査の概要（2008）より」

<食事支援介助>

Q21 食事介助の方法を教えてください

食事支援介助とは、食事を安全に摂取するために、周りの環境を整えることをいいます。患者さんが実際に行う嚥下訓練と異なり、介助者が対応する点が多いため、今後増加すると考えられている認知症の患者さんの嚥下障害に対しても大変有用です。医療者が毎食の食事支援をするわけではありませんので、適切な指示が出せるかどうかがポイントになります。数多くの食事支援介助の方法がありますが、ここでは比較的よく用いられている支援介助の方法について説明します。

1）適切な食事形態の提供

嚥下機能に適した食事が提供されているかを判断します。とくに施設では、歯があるから普通食、普通食でむせたから刻み食、高齢だからペースト食など、食事形態が根拠なく決定されている場合があります。嚥下機能の評価を適切に行い、患者さんにあった形態を指示します。もちろん、義歯の調整や歯科治療も重要な対応方法です。

2）食事の嗜好・味・温度

好きな食品は上手に摂取できる場合も多いため、あらかじめ食事の嗜好を把握しておくことは重要です。味が薄く、体温に近い温度のものは嚥下反射を誘発しにくいため、しっかりとした味つけ、食事の温度などを工夫することで嚥下反射を促します。

3）姿勢の工夫

直接訓練とも重複しますが、嚥下しやすいポジショニングに、枕やクッションを用いて調整します。自食している患者さんでは、リクライニング位で傾斜しすぎると、食物を口まで運ぶことが困難になります。テーブルと椅子との距離を調整することも一法です。食事が長時間に及ぶと姿勢が崩れてしまうことも多いので、その際は声かけや姿勢を調整しなおすのも有効です。

4）食事の時間帯

抗パーキンソン病薬を服用している患者さんでは服用後はスムーズに摂取が進み、高齢者では朝の経口摂取量が多いという報告[9]があります。経口摂取が進むときに栄養摂取量を稼ぐことができるように、調子のよい時間帯を探します。

5）食事のひと口量、ペース

介助の場合では、ひと口量はあまりに少ないと嚥下反射が誘発されないですし、多すぎると誤嚥や窒息の可能性が高くなってしまいます。適切な量は人それぞれ異なります。どのくらいの量が適切なのかを診ながら介助し、施設などで介助者が変わる場合は、申し送りをしっかりと行うことが重要です。自食の場合では、1皿にあまり多く盛らないことや、声かけをすることが重要になります。

6）食べる順番

口腔や咽頭に残留している食事を、異なる食形態のものを嚥下することで除去する交互嚥下は、残留物の誤嚥予防に有用です。飲みやすく残留しにくいもの（お茶やお茶ゼリー、トロミつきのみそ汁など）を探しておき、食事の合間、および食事の最後に摂取するようにします。

食事支援・介助方法は、オーダーメイドが基本です。ポイントを押さえながら、いろいろと変化をさせて、改善するかどうかを試しながら進めていくことが重要です。

QUESTION 22 保険請求の仕方(カルテの書き方)はどのようにすればよいのですか？

ANSWER 歯科診療報酬の項目では、「摂食機能療法は、摂食機能障害を有する患者に対して、個々の患者の症状に対応した診療計画書に基づき、医師又は歯科医師若しくは医師又は歯科医師の指示の下に言語聴覚士、看護師、准看護師、歯科衛生士、理学療法士又は作業療法士が1回につき30分以上訓練指導を行った場合に月4回に限り算定する。ただし、治療開始日から起算して3月以内の患者に限っては、1日につき算定する」とあります。

【実施にあたっての基本事項】

まずは診療計画書の作成が必要です(**図13**)。これにはとくに決まりがありませんので、嚥下機能の診断、および診断にもとづく診療計画(リハビリ内容、期間など)が書かれていれば問題ありません。

つぎに行う職種ですが、歯科の場合の多くは「歯科医師みずからが行うか、歯科医師の指示のもとに歯科衛生士が行う」というケースでしょう。家族や介護職が行った機能療法では保険請求はできません。また、在宅などで歯科衛生士のみが訪問して摂食機能療法を行ったときに保険請求できるかは、解釈がさまざまなようです。

時間としては、「1回30分以上」とされていますので、30分以上の訓練指導が必要になります。ここでは純粋に「訓練」を30分行うと患者さんに過剰な負荷がかかりますので、説明や生活指導も含めて30分でよいと思われます。なお、脳卒中の発症後14日以内の患者に対しては15分以上行えば算定できます。

請求できる頻度は基本は月に4回です。「治療開始日から起算して3月以内の患者」は毎日算定できるとありますが、これらは急性期・回復期を見越したものであり、一般の歯科(病院歯科以外)が対象とする症例では適応できることが少ないと思われます。

【カルテに記載すること】

カルテへの記載事項(**図14**)としては、「摂食機能療法の実施にあたっては、診療録に当該療法の実施時刻(開始時刻と終了時刻)、療法の内容の要点等を記載する」とともに、診療報酬明細書の「管理・リハ」の「その他」欄に「所定点数及び回数」を、「摘要」欄に「摂食機能療法の実施日、実施時刻(開始時刻と終了時刻)等を記載する」との決まりがあります。実施時刻は、実際のそのままを記載します。

療法の内容の要点とは、「間接訓練」や「直接訓練」で保険請求が認められる場合もありますが、より具体的な記載を求められたときには「間接訓練：頸部のマッサージ、口唇閉鎖訓練」、「直接訓練：頸部回旋嚥下と息こらえ嚥下」などの記載が必要になります。

以上の保険請求は、解釈によって異なることがあるため、不明な点は各地域の保険担当部局に問い合わせてください。

診療計画書　リハビリ開始日：2019年8月5日　計画評価実施日：2019年10月2日

患者氏名	生年月日
大阪太郎 様	生年月日1933年1月1日(86歳) ID 12345 性別 (男)・女
原因疾患	**合併疾患**
脳梗塞(右片麻痺)	右下肢静脈血栓症

嚥下機能
脳梗塞後遺症による嚥下障害を認める。
栄養は胃瘻から摂取。経口摂取は1日5口程度のゼリーのみ。

診療計画
直接訓練を行い、食形態および摂取量のアップを目指す。

訓練内容
頸部聴診、内視鏡検査を用いて、
嚥下状態を確認しながら直接訓練を行う。

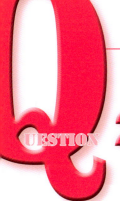

図13　診療計画書の一例。

日付	部位・病名	療法・処置	点数
2019/10/2	脳卒中 嚥下障害	再診＋明細 摂食機能療法(11:05～11:48) 治療内容：ゼリーを用いて直接訓練を行った	52 185

図14　カルテ記載の一例〔2018(平成30)年度改定時の点数〕。

<診療の流れ(在宅・施設)>

Q23 診療の流れ(在宅・施設)を教えてください

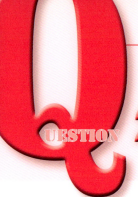

嚥下診察の開始(図15)にあたっては、歯科訪問診療をしている患者さんが嚥下障害を有していることを歯科医療従事者が気づく場合もあれば、患者さんやその家族、介助者、ケアマネジャーなどから依頼される場合もあります(施設では、定期的に嚥下障害のスクリーニングシートなどを用いて嚥下診察の要否を判断していることもあります)。

嚥下診察では、まず患者さんの症状の把握、嚥下機能の評価が重要になります。Q14で示したように、問診や視診・触診で評価を進めていきます。それと並行して主治医へ、①嚥下リハビリテーション(以下、嚥下リハ)を始めることの報告、②いざというときのレスキューの依頼、③病状や血液検査などの照会を目的に医療情報提供書を作成することが、スムーズに嚥下診療を行ううえで重要になります。つぎに経口摂取をしている患者さんでは、食事観察を行い、嚥下リハ(間接訓練、直接訓練、食事支援・介助)のメニューを決定していきます。必要があれば嚥下内視鏡検査(VE)や嚥下造影検査(VF)を施行します(検査システムがない場合は検査が可能な病院を紹介します)。歯科医師は嚥下リハを直接行うことは少なく、歯科医師が指示した内容を歯科衛生士や患者さんの家族、介助者が行う場合が多いです。嚥下機能は、嚥下リハの効果だけでなく、疾患の進行や加齢、服用薬剤などによっても変化します。漫然と嚥下リハを行っていると、患者さんの変化に気づかず、不要な嚥下リハを行ってしまう場合もあるので、定期的に再評価を行い、今の嚥下機能に応じたリハメニューを決定していくことが重要になります。ただ、病院とは異なり、居宅や施設は「生活の場」であるため、「訓練」による「機能回復」ではなく「支援・介助」により、「今ある機能を引き出す」「廃用萎縮の予防」を試み、「できるだけ、口から食べることを支える」という考えが重要であることを忘れてはなりません。

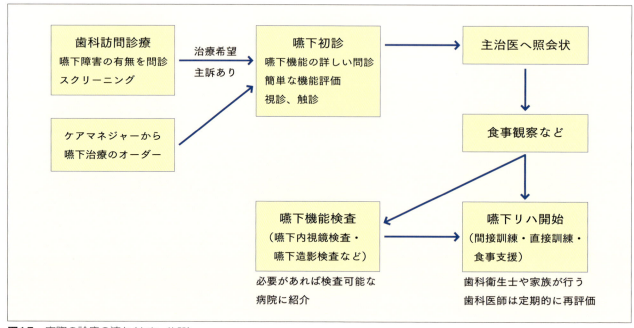

図15　実際の診療の流れ(在宅・施設)。

<診療の流れ（病院）>

QUESTION 24 診療の流れ（病院）を教えてください

病院は大きく分けると、急性期病院、回復期病院、慢性期病院の3つがあります。

1）急性期病院

急性期病院は、疾患を治すことが第一の目的になりますので、嚥下診療を行うことは多くありません。

2）回復期病院

回復期病院では文字どおり回復を目的に、理学療法士（PT）や作業療法士（OT）、言語聴覚士（ST）などによるリハビリテーションが中心に行われます。脳血管障害では、一般に発症直後がもっとも状態が悪く、その後徐々に機能は回復します。脳血管障害が初めての場合、約9割の患者さんが発症前と同じ段階の食事を摂取することができるという報告があります。そのため、この時期は、訪問歯科では、回復期の誤嚥性肺炎や窒息の予防を目的とした口腔ケアを担当することが多いと思われます。また、急性期では、義歯をはずして保管されていることが多く、義歯の調整や装着の指示は歯科が担当する必要があります（図16）。

3）慢性期病院

慢性期病院では、疾患は安定しているものの障害が残存しており、訪問歯科では、口腔ケアだけでなく廃用萎縮予防のための嚥下リハを行う場合が多くなります（図16）。診療自体は、在宅や施設と大きく異なりませんが、病院という場所では、チームアプローチの項目にもありますが、主治医や看護師、セラピスト、その他の職種と有機的な連携をとる必要があります。嚥下機能は体調が大きく影響するので、必ず診療前にはカルテを確認したり、主治医や担当看護師と話をして、患者さんの体調など全身的な問題の有無や、前回診療後の嚥下機能の変化の有無を聞き、相談しながら診療内容を決定します。実際に嚥下訓練を行う場合は、週に1回など間隔が開いてしまうよりも、日常的に患者さんに接し、毎日行うほうが望ましいため、看護師や他職種の方に訓練を依頼する場合もあります。可能であれば、診療は看護師にも立ち会ってもらうのが望ましいのですが、それが困難な場合がほとんどです。「歯科の先生はこっそり訪問して診療し、そのまま帰られるので、何をしているのかがわからない」といわれないように、その日に行った診療内容を必ず報告することが重要です。

```
回復期病院
    口腔ケア
    義歯の調整、装着指導
慢性期病院
    口腔ケア
    嚥下リハビリテーション
```

図16 回復期病院と慢性期病院が行う主な項目。

第3章 摂食機能療法の実際

参考文献

1．山脇正永．誤嚥性肺炎の疫学．総合リハ 2009；37(2)：105-109.

2．野原幹司．認知症別食支援．In：野原幹司．認知症患者さんの病態別食支援—安全に最期まで食べるための道標．大阪：メディカ出版，2018：15-83.

3．日本摂食・嚥下リハビリテーション学会医療検討会．嚥下内視鏡検査の手順2012改訂(修正版)．日本摂食・嚥下リハ会誌 2012；16(3)：302-314.

4．太田清人．頸部・体幹・姿勢のコントロール．In：藤谷順子 編．摂食・嚥下障害リハビリテーション実践マニュアル 増刊号．東京：全日本病院出版会，2005：26-33.

5．Shaker R, Kern M, Bardan E, Taylor A, Stewart ET, Hoffmann RG, Arndorfer RC, Hofmann C, Bonnevier J. Augmentation of deglutitive upper esophageal sphincter opening in the elderly by exercise. Am J Physiol 1997；272：G1518-1522.

6．Rosenbek JC, Roecker EB, Wood JL, Robbins J. Thermal application reduces the duration of stage transition in dysphagia after stroke. Dysphagia 1996；11(4)：225-233.

7．野原幹司, 石川 朗. 言語聴覚士のための呼吸ケアとリハビリテーション．東京：中山書店，2010：111-146.

8．才藤栄一．リハビリテーション医学・医療総論．日本摂食・嚥下リハ会誌 2001；5(2)：3-10.

9．Morley JE. Anorexia and weight loss in older persons. J Gerontol Med Sci 2003；58(2)：131-137.

第4章
摂食嚥下障害と口腔内装置

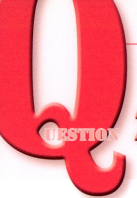

<摂食嚥下リハと義歯①>

Q25 摂食嚥下リハビリテーションにおける義歯の役割は何ですか？

　摂食嚥下障害の患者さんの全身と口腔の条件は、さまざまな点で健常者とは異なっています。摂食嚥下リハビリテーションにおいて義歯を用いるにはそれらの条件を考慮する必要がありますが、その前にまず「義歯を装着することによって効果が期待できるか？」ということを考えてみましょう。

1）一次的（解剖学的）効果

　図1は、無歯顎の患者さんに全部床義歯を装着したときにどんな効果が考えられるかを「スゴロク式」に示したものです。「義歯の装着」からスタートしてください。直接的な効果として、まず「口腔形態の回復」があります。もともと口腔は歯列を境に口腔前庭と固有口腔に分かれることによって咀嚼・嚥下機能を営んでいます。口腔を2つの部屋にきちっと分けることが大切です。もう1つの「下顎支持の回復」には、静的な意義と動的な意義があります。静的な意義は、上下顎の歯が咬合することによって上顎（頭蓋）に対する下顎の位置が決まることで、それによって「嚥下筋群活動の安定」─すなわち、嚥下の際にはたらく舌骨上筋と舌骨下筋が活動しやすい環境が実現します。一方、動的な意義は、「下顎・舌運動の安定」─すなわち、咀嚼にともなう開・閉口運動とそれに協調した舌運動がスムーズになることです。

2）二次的（生理学的）効果

　「口腔形態の回復」と「下顎・舌運動の安定」は、口腔における正しい食品の流れをつくり（「食物動態の改善」）、それによって食品の歯による粉砕や舌と口蓋による押しつぶしが行いやすくなります（「咀嚼能率の向上」）。食品のもつ味や風味はこの過程が活発に行われるほど広く拡散し、味蕾と臭細胞を刺激します。これらの刺激は咀嚼運動とともに「唾液分泌の促進」をもたらし、そのことによって口腔内はいっそう咀嚼をしやすい環境になり、「口腔衛生の改善」効果も得られます。また、唾液は粉砕・圧縮された食品が食塊を形成するうえで重要な「つなぎ」の役目をします。よく咀嚼された細かな粒子が十分な唾液と混ざり合うことによって、「良質な食塊の形成」が可能になります。良質な食塊の条件は、まとまりがよく、あまり周囲に付着せず、嚥下圧を受けた際に分裂せずスムーズに咽頭を通過することです。すなわち、「良質な食塊の形成」と「嚥下筋群活動の安定」により、「安全な嚥下」を実現することがこのスゴロクの「あがり」です。

3）摂食嚥下障害の特殊性

　こうした解剖学的・生理学的経路は、通常の義歯治療では自然と実現しやすいものですが、摂食嚥下障害の患者さんにおいては必ずしもそうではなく、さまざまな障害が立ちはだかるので、それを乗り越えるために義歯以外のアプローチが必要になります。それが「義歯装着はあくまでアプローチの1つ」と認識しなければならない所以です。図2には、咀嚼筋の活動が弱っている場合の「顎口腔筋のトレーニング」や、唾液分泌を促すための「口腔感覚の刺激」、食塊を形成しやすくするための「適切な調理・食品の選択」、さらには嚥下機能の低下を補い誤嚥を防止するための「嚥下訓練・代償的嚥下法」を示しています。これらの詳細については「第2章 摂食機能療法とは」を参照してください。

＜摂食嚥下リハと義歯①＞

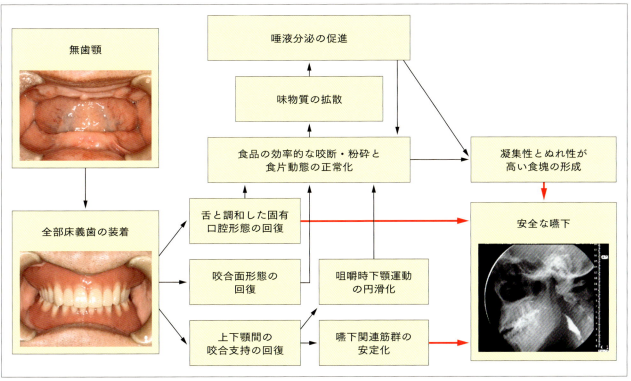

図1 無歯顎患者に義歯を装着したときに考えられる効果を黄色の四角と実線の矢印でスゴロク式に表したもの。赤い矢印はとくに嚥下において重要であることを示す。

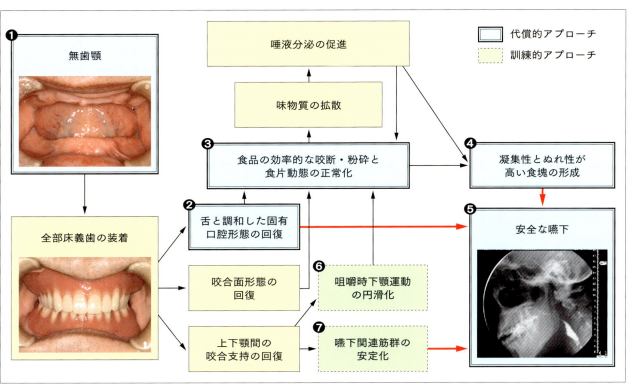

図2 摂食嚥下障害患者に義歯を装着する場合、図1のメカニズムをはたらかせるために代償的アプローチや訓練的アプローチが必要になる。
❶口腔内形態と咬合の喪失を回復(代償)するための義歯の装着
❷舌の機能低下を代償するための舌接触補助床形態(PAP)の付与
❸咬断・粉砕能力の低下を代償するための食品物性の調整(やわらかさ)
❹食塊形成能力の低下を代償するための食品物性の調整(ぬれ、とろみ)
❺嚥下姿勢の工夫　❻咀嚼筋機能・咀嚼運動訓練　❼嚥下筋機能・嚥下運動訓練

第4章　摂食嚥下障害と口腔内装置

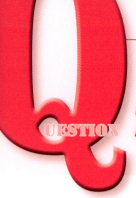

＜摂食嚥下リハと義歯②＞

Q26 摂食嚥下障害の患者さんには積極的に義歯を装着すべきでしょうか？

一概に摂食嚥下障害の患者さんといっても、嚥下障害の原因疾患や重症度はさまざまであり、それによって義歯が装着できるかどうかは大きく影響を受けます。ここでは、患者さんがリハビリテーションの目的で入院中または要介護状態にあることを前提として、「①義歯の必要性は？」「②義歯の管理体制は？」「③調整か？再製か？」の3点について考えてみましょう。

1）義歯の必要性は？

摂食嚥下リハビリテーションにおける義歯の必要性を考える前に、まず摂食嚥下リハビリテーションにおいて歯科医師は何をすべきなのかを考えてみましょう。そこで参考になるのが、日本嚥下障害臨床研究会が作成した「各職種の役割と業務内容のガイドライン」（表1）です。ここでは、歯科医師の役割と業務内容15項目が、診断・評価、リハビリテーション、リスク管理の3分野に分けて明記されています。歯科領域では、「（歯科）補綴治療」という表現が一般的ですが、ここでは「疾患を治療すること＝治療医学」に対して「障害を回復すること＝リハビリテーション医学」という臨床医学の基本的概念に基づいて、歯の欠損の補綴歯科処置を「リハビリテーション」と位置づけています。そして、そこに「摂食嚥下リハビリテーションにおける義歯の役割」を考える原点があるといえます。

歯科医師はまず「そこに欠損があるから義歯を作る」という通念をいったん忘れて、「当面のリハビリテーションのゴールは何か？」ということを把握する必要があります。リハビリテーションの目的と方法を決めるうえで基本となるのは、患者さんの意識レベル、全身状態（体力）、意欲であり、それらを把握したうえで現在の嚥下障害のレベルをどこまで改善するかということになります。そして、患者さんに歯の欠損があり、そこに義歯を装着することが、リハビリテーションを進めるうえでプラス効果を生むことが見込まれて、初めて装着する理由が確立します。

Q25で解説したように、健常者の場合は、義歯の装着によって咀嚼や嚥下を行うための解剖学的条件を整えれば、そこから生理学的な効果が玉突き的に生じることが期待できますが、意識レベル、体力、意欲などの基本的条件が低下した要介護の患者さんの場合は、義歯を装着しても訓練的なリハビリテーションをしながら時間をかけて少しずつ義歯の効果を引き出していくことになります。いいかえれば、基本的条件が回復しているほど、義歯の効果は引き出しやすくなります。

2）義歯の管理体制は？

要介護の患者さんの場合は、義歯の自己管理が困難ですので、誰がいつ義歯を着脱するか、どうやって清掃するかを決めて、患者さんにかかわる医療・介護スタッフがしっかり認識しておく必要があります。逆にいえば、そうした管理体制が確立していない患者さんに義歯を装着することは、デンタルデバ

表1 摂食嚥下リハビリテーションにおける歯科医師の役割

診断・評価	1. 口腔内の疾患の診査・診断 2. 口腔清掃状態の評価 3. 緊急処置・除痛処置 4. 摂食嚥下障害の発見 5. 嚥下にかかわる口腔機能の評価 6. VFに参加し専門的見解を述べる 7. 摂食機能療法、専門的口腔ケアの立案、医療機関の紹介
リハビリテーション	8. 歯の欠損に対する補綴装置の製作 9. 歯科衛生士に対する専門的口腔ケアの処方 10. 言語聴覚士に対する口腔機能維持・訓練の処方 11. 看護職、介護職等に対する口腔清掃法の指導 12. 看護職、介護職等に対する摂食方法の指導 13. 摂食嚥下機能の維持・向上に必要な歯科処置の実施（PLP、PAPの製作を含む）または医療機関への紹介
リスク管理	14. 口腔ケアの実施状況の監督 15. 全身的な変化を見落とさず、主治医に報告

＜摂食嚥下リハと義歯②＞

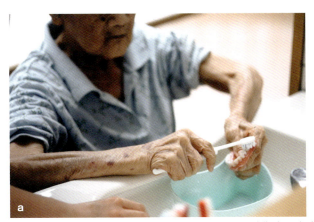
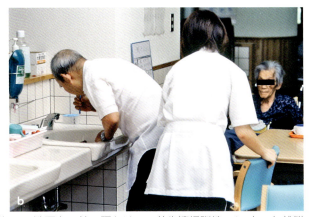

図3a, b　回復期リハビリテーション病棟での口腔衛生の自立訓練。**a**：洗面台の前に腰かけての義歯清掃訓練。**b**：立った状態で洗口するところを見守る作業療法士。

イス感染症を引き起こす危険があります。さらに、小さな部分床義歯の場合、誤飲や誤嚥、もしくは窒息のリスクが高くなります。

　自宅復帰を目指す回復期リハビリテーション病棟では、さまざまな日常生活動作の訓練が行われます。起床後の洗顔や整容動作と同じように、食後の歯磨きや義歯の清掃は患者さんにとって大切な日常生活動作のひとつです。洗面台の前に立って中腰で行う歯磨きや義歯の清掃は、たとえば脳卒中の後遺症で片麻痺のある患者さんにとっては、手先が思うように動かないだけでなく、姿勢のバランスをとること自体が難しくなります。このような場合には、入院中に歯科スタッフが理学療法士や作業療法士と連携して、歯磨きや義歯清掃の自立度を向上させる訓練（**図3**）を行うことにより、退院後の口腔衛生レベルを改善することにつながります。

3）調整か？ 再製か？

　リハビリテーション医療のスタッフから「歯科医師に依頼して新しい義歯を作ってもらったけど役に立たなかった」「新しい義歯を作るのに時間がかかりすぎるのであきらめた」という声がよく聞かれるのはなぜでしょうか？ 通常新しい義歯を製作し調整して使えるようにするためには、患者さんの多大な協力が必要ですが、認知機能の低下や機能障害のために十分な協力が得られない場合、「使える義歯」を作り上げることは非常に困難です。もちろん、歯科医師が経験と工夫で何とか新しい義歯を作り、それがリハビリテーションに大いに役に立つことはありますが……。

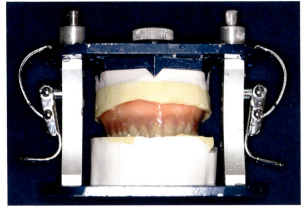

図4　リライン用咬合器〔EMリライナー（YDM）〕に上顎義歯を装着したところ。

　そこで、もし患者さんが以前使っていた義歯がある場合、まずはそれを最大限活用することを考えましょう。通常の歯科診療ではまず再製と判断されるような状況であっても、「義歯の再生」が可能な症例は少なくありません。ただし、そのためには、患者さんの機能障害と義歯の問題点を把握したうえで、短期間で義歯を装着可能な状態に再生するための術式を用いる必要があります。たとえば、一定期間不使用であった場合、義歯床粘膜面の適合不良がよく起こります。通常であれば直接法によるリライン（有床義歯内面適合法）が行われますが、摂食嚥下障害の患者さんの場合、誤飲や誤嚥の危険性が高くなります。そのような場合に便利な技工道具がリライン用咬合器で、印象材により適合を調整した義歯の間接法による正確なリラインを短時間で行うことができます（**図4**）。粘膜面以外の形態の修正については、次項Q27を参照してください。

<＜摂食嚥下リハと義歯③＞

Q27 摂食嚥下障害の患者さんに義歯を装着してもうまく使ってもらえないのですが……

A

「健常なときにはうまく義歯を使っていたのに、脳卒中になってリハビリテーションをする際に、以前から使っていた義歯を装着したら、うまく使えなかった」ということはよくあります。典型的な例は下顎の全部床義歯で起こります。下顎全部床義歯は咀嚼や構音時に周囲からの筋圧（図5）を受けて常に動こうとしますから、患者さんは無意識のうちに義歯の周囲の筋肉や下顎の開閉口を"コントロール"しています。しかし、脳卒中や神経筋疾患などが原因で口腔とその周囲の感覚と運動が低下している場合、その"コントロール"がうまくいかなくなって義歯は安定を欠き、かえって機能を阻害する異物となってしまいます。ここでは、感覚と運動が低下している患者さんに義歯を装着する際の工夫について解説します。

1）床縁と研磨面形態を適切にするところから

義歯がはずれやすい場合、つい粘膜面の不適合に目がいきがちですが、舌や床縁が長すぎたり研磨面の膨らみが大きすぎたりする場合、上述の"コントロール"がうまくできない患者さんでは、義歯が浮き上がる、はずれるということが起こりやすくなります（図6）。通常の義歯製作では旧義歯の形態は参考になりますが、「脳卒中を発症する前は十分使えていた」という旧義歯があったとしても、あまり参考にはなりません。

また、舌機能が低下している場合、義歯を入れることによって再建された固有口腔が広すぎて、かえって食塊形成や嚥下ができない場合があります。その場合は、上顎義歯の口蓋部を用いた義歯型PAP（舌接触補助床）の適用になります。

2）上顎だけでも装着するところから

入院中や要介護の無歯顎患者さんには、上顎の義歯は装着できたとしても、下顎の全部床義歯を装着することは困難になりがちです。その場合、「上顎だけ義歯を装着しても意味はない」と考えずに、上顎だけでも装着することが推奨されます。義歯を装着することによって歯列と口蓋の形態が再現され、舌による構音、軟性食品の押しつぶし、嚥下が容易になるからです。ただし、口腔感覚が低下した患者さんでは、口蓋を義歯で覆うことでいっそう感覚が遮断されることによって摂食動作が起こりにくくなる場合がありますので、注意が必要です。

3）時間を限定して装着するところから

通常の義歯では慣れるためには常時義歯を装着することが原則ですが、入院中あるいは要介護の患者さんで昼間も覚醒している時間が限られる場合は、患者さんに合わせて時間帯を決めて装着するところから始めます。当然、言語や嚥下のリハビリテーション、あるいは食事の時間帯に装着することが望ましいわけですが、そのためには歯科職種以外の医療・介護スタッフに十分な申し送りをしておく必要があります。

図5 発音時に舌や口腔周囲筋から下顎全部床義歯にかかる力の部位と方向。

＜摂食嚥下リハと義歯③＞

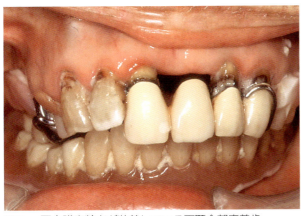
図6a　要介護高齢者が装着している下顎全部床義歯。

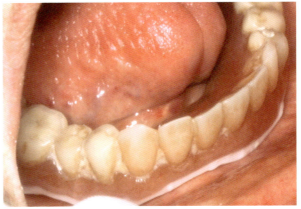
図6b　唇側の床縁の位置をチェック。

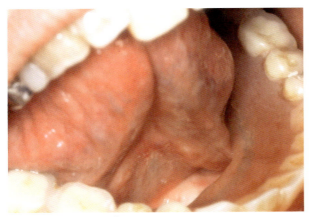
図6c　舌側の床縁の位置をチェック。

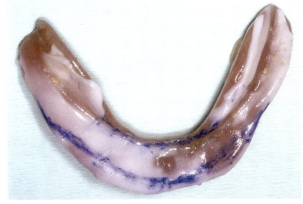
図6d　床縁が長すぎる部分（青い線）。

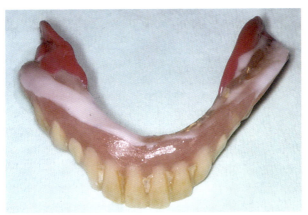
図6e　床縁が短い部分をイソコンパウンドで延長。

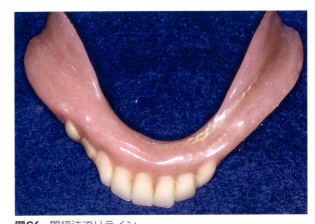
図6f　間接法でリライン。

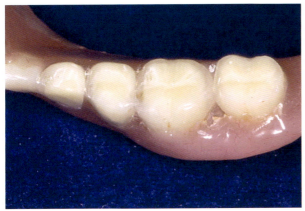
図6g　研磨面と人工歯の一部も削除。

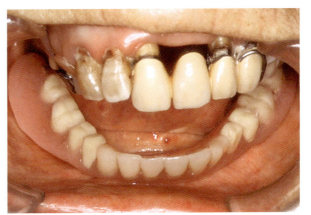
図6h　適切な床形態で再装着。

第4章　摂食嚥下障害と口腔内装置

<摂食嚥下障害と口腔内装置>

Q28 摂食嚥下リハビリテーションで役立つ口腔内装置にはどんなものがありますか？

ANSWER

摂食嚥下障害に対して補綴的にアプローチするために、さまざまな口腔内装置が考案され用いられています。いずれの装置を用いる場合でも、摂食嚥下障害の原因疾患・原因部位を把握し、どの部位にアプローチする必要があるのかを考慮して使い分ける必要があります。口腔内装置は、形態を回復することにより機能の回復を図るものと、機能を代償的に回復・賦活化を図るものとに分けられます(**表2**)。一般に組織の実質欠損に対しては形態を回復する装置が、軟組織の可動性の低下による障害に対しては機能を代償する装置が用いられます。そのなかから、義歯や歯冠修復などの一般の補綴装置とは異なる代表的なものについて概説します。

1) 舌接触補助床(PAP：Palatal Augmentation Prosthesis)

PAPとは、上顎に適用される床タイプの補助装置で、舌の運動障害あるいはボリュームの不足による構音および咀嚼・嚥下障害に対して、義歯床の口蓋部を肥厚させた形態を付与することによって舌の口蓋への接触を容易にし、口腔機能改善を図ることを目的としています。欠損歯の有無により、有床義歯型のPAP(**図7**)、口蓋床型のPAP(**図8**)に分けられます。

2) 軟口蓋挙上型鼻咽腔部補綴装置(PLP：Palatal Lift Prosthesis)

神経麻痺や手術にともなう軟口蓋部の挙上不全により、鼻咽腔閉鎖不全をきたした患者さんに対し適用される補助装置です(**図9**)。軟口蓋部を器質的に挙上するだけでなく、同部の感覚・運動を賦活化する目的でも用いられます。

3) バルブ型鼻咽腔部補綴装置(Speech Bulb Prosthesis)

手術や先天欠損にともなう軟口蓋部の実質欠損により、鼻咽腔閉鎖不全をきたした患者さんに対し適用される補助装置です(**図10**)。レジン製の人工物(バルブ)を鼻咽腔部に挿入することにより機能時の鼻咽腔の開存部を補填します。

表2 摂食嚥下リハビリテーションで用いられる口腔内装置

部位	形態を回復する装置	機能を代償する装置
歯	冠・インプラント	—
歯列	義歯	咬合滑面板
顎骨	顎義歯	—
舌	—	舌接触補助床
軟口蓋	バルブ型鼻咽腔部補綴装置	軟口蓋挙上型鼻咽腔部補綴装置
顔面	エピテーゼ	—

＜摂食嚥下障害と口腔内装置＞

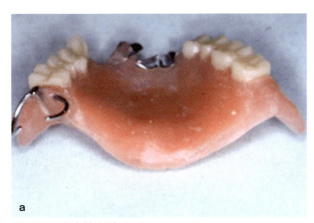
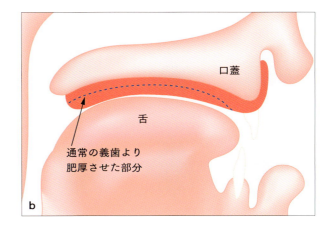

図7a, b　有床義歯型PAP。

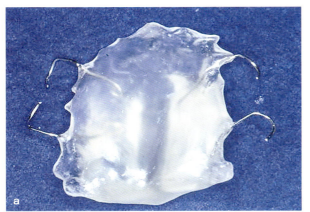
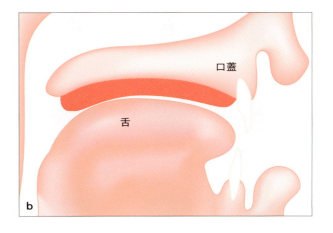

図8a, b　口蓋床型PAP。

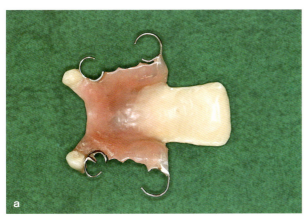
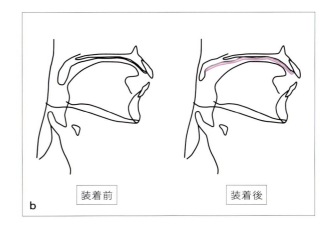

図9a, b　軟口蓋挙上型鼻咽腔部補綴装置（PLP）。

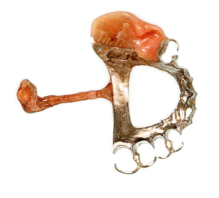
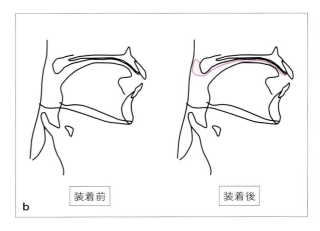

図10a, b　バルブ型鼻咽腔部補綴装置。

第4章　摂食嚥下障害と口腔内装置

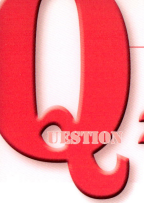

<顎顔面補綴>

Q29 手術によって顎に欠損がある患者さんの補綴装置について教えてください

手術によって顎に欠損を生じた患者さんの顎欠損部に装着する可撤性の補綴装置を「顎義歯」とよびます。その原因のほとんどは口腔がんです。顎の欠損による機能障害で顎義歯を作る際にまず考慮すべきは、欠損が上顎か下顎かによって大きく異なることです。つぎに、患者さんの機能障害を把握し、適切な補綴装置を選択することが重要です。

1）上顎に欠損がある患者さんの場合

上顎の歯槽骨や口蓋の一部が切除されると、口腔と副鼻腔または鼻腔が交通するために、そのままでは咀嚼・嚥下や発音を行うことは非常に困難となります（**図11**）。そこで、まず顎欠損を封鎖して、口腔から副鼻腔・鼻腔への食品の侵入、副鼻腔・鼻腔から口腔への呼気の漏れを防ぐ必要があります。この場合に用いられる補綴装置は通常の上顎義歯に顎欠損を封鎖する栓塞部（オブチュレータ）が付いた上顎顎義歯になります（**図12**）。栓塞部内部は、軽量化のために中空化することが一般的です。上顎顎義歯は、顎欠損部を封鎖することで通常の義歯と同じように効果を発揮しますが、軟口蓋まで欠損が及んでいる場合は完全な封鎖が難しくなり、効果もやや限定的になります。

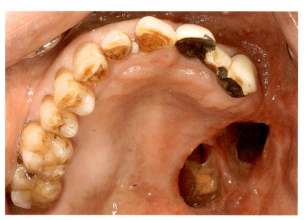

図11 上顎顎欠損の口腔内。左側副鼻腔と鼻腔に交通する硬口蓋欠損を認める。

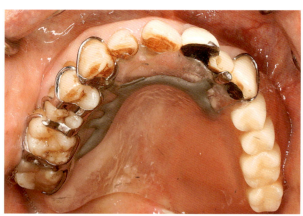

図12a 上顎顎義歯（栓塞部は中空）装着時。

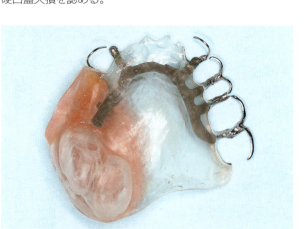

図12b 上顎顎義歯粘膜面観。

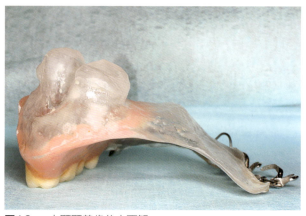

図12c 上顎顎義歯後方面観。

<顎顔面補綴>

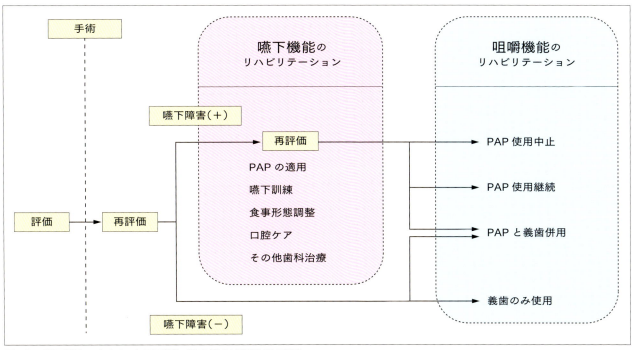

図13 嚥下障害の有無による下顎欠損症例の補綴治療の流れ。

2）下顎に欠損がある患者さんの場合

　下顎領域の骨欠損はしばしば、舌・口腔底・欠損部顎堤などの軟組織の変化、下顎の偏位をともなうため、機能障害は上顎骨欠損の場合よりも複雑になります。とくに舌がんによって舌の一部が切除されている場合、舌の運動障害により咀嚼・嚥下・構音が障害されます（図13）。以下に、嚥下障害の有無と下顎の偏位を基準にした補綴装置の使い分けについて解説します。

①嚥下障害が顕著な場合

　まず嚥下機能の回復のために舌接触補助床（PAP）の適応であるかどうかを検討します。上顎義歯の経験がなく口蓋部を覆うことに強い違和感がある場合や、舌の切除量が大きくてPAPを用いても舌と口蓋との接触が得られない場合は、PAPの非適応症となります。それ以外の場合は、まずPAPを適用しますが、最初は咀嚼を要しない食事形態とし、PAPを用いた嚥下を獲得した時点で、本格的な下顎義歯（顎欠損がある場合顎義歯）による咀嚼機能の回復に進んでください。

②嚥下障害がない（改善した）場合

　最初から嚥下障害がない場合、あるいはPAPを用いたリハビリテーションによって嚥下障害が改善した場合は、下顎に対する義歯（顎義歯）を製作し咀嚼機能の改善を図ります。ただし、それまで嚥下時や構音時に舌が口蓋に接触していた症例でも、上下顎に補綴装置が装着されることによって咬合高径が確立し、かえって舌と口蓋が接触しづらくなることがあります。その場合は、上顎にPAPを装着する必要が出てきます。

　下顎顎義歯は上顎顎義歯のように栓塞部をともないませんので、通常の下顎義歯と形態上の違いはあまりありませんが、製作に際して注意すべきことは、顎欠損部の支持組織の状態です。顎切除後の軟組織は、可動性の口腔粘膜あるいは厚い移植皮弁によって覆われているので、基本的に義歯床の安定を得ることは困難です。床の形態は症例によってさまざまですが、顎切除部に装着する補綴装置の目的は、デッドスペースを埋めて口腔内形態を回復することにより、間接的に咀嚼機能をサポートすると考えるべきでしょう。また、下顎骨の切除量や切除後の再建法によっては補綴装置を装着して咀嚼圧を負担させることができない場合もあるので、手術した施設に照会する必要があります。

<顎顔面補綴>

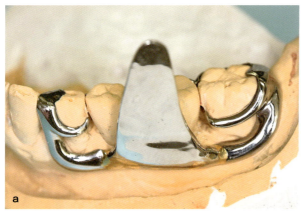
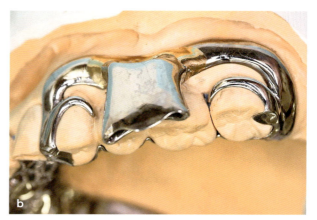
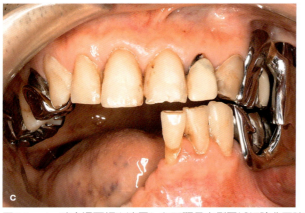
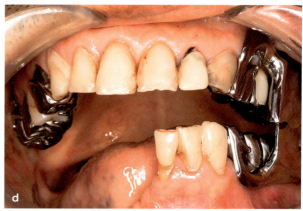

図14a-d 咬合滑面板を適用した下顎骨右側区域切除非再建症例。下顎に装着するフィン(a)が上顎に装着するさや(b)と噛み合って閉口時の咬合位(c)を規定するとともに、開閉口路(d)を誘導する。上下の装置は強固な維持装置とメタルフレームで構成される。

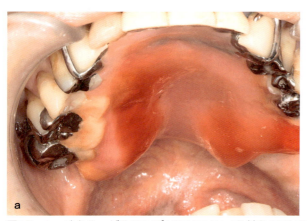
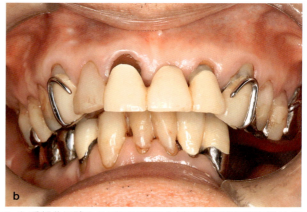

図15a, b オクルーザルランプ(パラタルランプ)付きのPAPを付与した舌部分切除ならびに下顎骨左側区域切除再建症例(大阪大学歯学部附属病院顎口腔機能治療部との共診)。下顎が左側に偏位しているため、上顎に装着したPAPの右側臼歯部口蓋側にオクルーザルランプ(パラタルランプ)をレジンで付与し(a)、閉口時に下顎臼歯部と咬合して咀嚼できるようにしている(b)。

3)下顎骨の偏位が著しい場合

　手術直後で下顎の偏位がまだ固定していない場合は、「咬合滑面板」によるリハビリテーションが有効です。これは、上下顎一対の金属床に下顎の開閉口路を規制して中心咬合位をとるように誘導する装置であり、患者さんは術直後から3～6か月間装着することによって自力で中心咬合位をとることができるようになります(**図14**)。すでに下顎の偏位が固定してしまっている場合は、上顎の口蓋部に下顎の臼歯部が咬合して咀嚼ができるようなオクルーザルランプ(パラタルランプ)を設けることになります(**図15**)。

QUESTION & ANSWER

第5章
PAPの目的と効果

< PAPの適応① >

QUESTION 30 PAPを装着するとどこが改善するのですか？

第5章 PAPの目的と効果

A 舌接触補助床（PAP）は保険収載されており「舌接触補助床とは、脳血管疾患や口腔腫瘍等による摂食機能障害を有する患者に対して、舌接触状態等を変化させて摂食・嚥下機能の改善を目的とするために装着する床または有床義歯形態の補助床をいう」と解説されています。摂食嚥下障害といっても、さまざまな病態があります。摂取するものを口に取り込むことから始まり、食道、胃へ送るまでの一連の流れ（**図1**）で、限られた場所の機能が障害される場合もあれば、全体的に障害されている場合もあります。

【準備期と口腔期の改善が期待できる】

舌接触補助床（PAP）を装着することで改善が期待できるのは、主に食塊を口腔内で操作する時期である準備期（口腔準備期）と口腔期です。

これらの時期では、食塊の形成や食塊を咽頭へ送り込むために、舌が重要な役割を果たしています。舌は食物や液体を口蓋との間に挟み、必要と判断すれば歯の上に運搬し咬断、咀嚼を促し、唾液と混和させながら食塊形成を営みます（準備期）。そして、舌を前から後ろに向かって口蓋に押し付け、舌縁を上顎臼歯部の口蓋側に押し付けることで、食塊を咽頭へ送り出し（口腔期）、食塊が咽頭を刺激することで嚥下反射が誘発されます。しかし、舌の運動範囲が制限されたり、舌の力が弱くなるなど舌の運動能力が低下すると、食塊の操作が困難になります。食事の場面では、食物をまとめられない、舌の上に乗せた食塊をのどに送れない、という症状を示します。

【食塊形成や食塊移送の改善が期待される】

PAPは、嚥下時に舌と口蓋の接触が得られない部分や、舌が口蓋に接触する力が弱い部分を補強するために上顎に装着する口腔内装置です。装置の口蓋部分で、舌と口蓋の接触を強めたい領域を選択的に厚くします。それにより舌は口蓋の代わりにPAPとの接触関係が改善され、食塊を舌とPAPの間で操作しやすくなり、食塊形成や食塊移送の改善が期待されます（**図2**）。また、舌の固定が強まることで、喉頭が挙上しやすくなるという報告もあります。さらに、舌根部が咽頭の後壁に向かって動きやすくなり、食塊を舌根部から下咽頭に押し出す力が上がり、咽頭部の食塊の残留が軽減することも経験します。しかし、咽頭期の嚥下障害は舌以外の要因が大きいため、誤嚥や咽頭の残留の改善を期待したい症例では、障害の原因をよく検討してください。舌運動に問題がない場合は咽頭期の障害に対する効果はあまり期待できません。

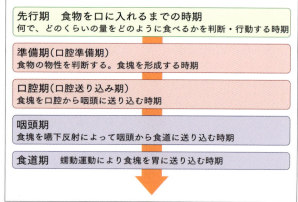

図1 食物を口に入れるところから食道、胃に送るまでの一連の流れ。PAPにより準備期（口腔準備期）、口腔期（口腔送り込み期）の改善が期待できる。

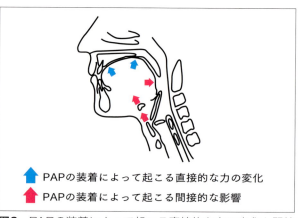

図2 PAPの装着によって起こる直接的な力の変化と間接的影響。

< PAPの適応② >

Q31 どのような嚥下障害の患者さんに効果がありますか？

　舌を口蓋に十分に接触させられないために、食塊をのどに送り込めない患者さんに、PAPの効果が期待できるとされています。PAPの装着を検討する一番の基準は、舌の動きです。とくに舌の挙上が弱く口蓋との接触が不十分な患者さんや、舌の可動域に制限はない患者さんでも、舌を口蓋に押し付ける力が弱くなっている症例には効果が期待できます。

1) 舌がん等口腔がん術後（器質的障害）

　代表的な患者さんは、舌がんをはじめとする口腔がんの術後（器質的障害）の方です（**表1**）。舌や口底部が切除された患者さんでは、残存している舌の動きが制限されます。術後の舌の機能は切除範囲が大きいから悪い、小さいから良いとは一概にはいえません。舌の半分以上を切除する亜全摘症例でも、適度にボリュームをもつ皮弁で再建された場合には、PAPを使用せずに嚥下が良好に行えることも少なくありません。また、舌の一部を切除する部分切除症例であっても、残存舌が周囲の組織に強く縫い付けられている場合には、舌の挙上や側方運動、あるいは後方運動が大きく制限され、食塊を咽頭に送り込むことが困難になる場合もあります。

2) 運動障害性嚥下障害

　また、舌を切除した既往がなくても、舌の力や運動能力が低下した患者さんへのPAPの適応が拡大されてきています。つまり、口腔内に解剖学的な異常は認められないものの、食塊の搬送機能に問題を認める運動障害性嚥下障害（脳血管障害や神経筋疾患に起因する）の患者さんに対する適応です。しかし、これらの疾患は病態が多様ですので、すべての患者さんがPAPの適応となるわけではありません。

　器質的障害、運動障害性嚥下障害、いずれにしても疾患名でPAPの適応を決めるのではなく、実際の個々の患者さんの舌の運動範囲、舌の力、これらを良く評価して適応を検討すべきでしょう。

第5章　PAPの目的と効果

表1　原因疾患とPAPの適応について

分類	代表的な疾患	適応	備考
器質的嚥下障害	頭頸部腫瘍の手術後	○	主に舌、口底の切除をともなう症例（PAPを装着しなくても、機能が良好な症例もある）
	食道憩室、狭窄	×	
	変形性頸椎症	×	
運動障害性嚥下障害	脳血管障害	△	・舌運動能力の低下が認められる症例 ・咽頭期嚥下障害が重度の症例には奏功しない
	神経疾患	△	
	筋疾患	△	
	加齢による機能低下	△	
	末梢神経障害	▲	
	認知症	▲	
	高次脳機能障害	▲	
	心因性障害	×	

○：行うよう推奨される
△：行うことを考慮してもよい
▲：報告は少ない
×：効果は期待できない

67

<PAPの適応③>

Q32 PAPの効果が期待できない患者さんはいますか？

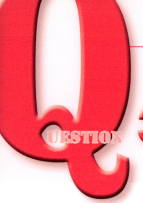

第5章 PAPの目的と効果

嚥下は、摂食を含めた一連の動作であり、先行期、準備期、口腔期（口腔送り込み期）、咽頭期、食道期などに分けられます。PAPは、舌と口蓋との接触状態を変化させることにより嚥下障害の改善を目的としていますので、舌がまったく関与しない食道期の障害には効果が期待できません。また、認知症や軽度に意識障害がある先行期の障害の患者さんでは、口の中に食物が入っても咀嚼運動や咽頭への食塊移送が始まらずに、漠然と食物を口腔内でもてあましているような場面に遭遇することもありますが、このような患者さんにはPAPを装着してもこの問題は解決できないでしょう。

嚥下反射が惹起されない患者さんに対しては、PAPの装着は無効です。また、咽頭収縮が極度に弱い症例や喉頭が挙上しない症例、喉頭蓋が反転しない症例、食道入口部がほとんど開大しない症例など、咽頭期嚥下に重度の障害をもつ患者さんにPAPを装着しても、咽頭部の器官に直接的な影響を与えることはないので効果はほとんどないでしょう。舌尖の固定（アンカー：72頁コラム参照）を補強するようなPAPを装着することにより、舌根部の咽頭圧が上昇するとの報告もあり、一部の症例では、舌と口蓋との接触状態が改善、つまり舌の固定が得られるという直接的な効果の副産物として、舌骨の挙上が若干改善し、喉頭挙上の軽度の改善、気道防御の向上、そして咽頭部での食塊に加わる圧が上がり、咽頭から食道にかけての食塊の通過が良くなることも経験します。しかし、前述の咽頭期の嚥下障害が重度の患者さんに関しては、問題が完全に解消されることはないでしょう。咽頭期の嚥下障害の改善を副次的に期待する場合でも、PAPを装着しない状態で口腔期にまったく問題がない患者さん、つまり舌の運動範囲や舌の力、舌根部の後方運動が十分な（咽頭後壁との接触状態、接触時間に問題がない）症例では、PAPの効果は大きくはないと考えられます。

PAPは万能な嚥下補助装置ではないことを念頭に適応症例を決定する（表2）とともに、患者さんにもその旨を十分に説明してから製作を開始しないと、装着後の効果に不満足で落胆される方もいますので注意してください。

表2 摂食嚥下障害の主な病態とPAPの効果

病態	原因	効果
食塊形成困難	舌運動障害	○
送り込み障害	舌運動障害	○
咽頭残留・誤嚥	口腔内の感覚障害	×
	嚥下反射惹起の低下/消失	×
	喉頭挙上の低下	△
	喉頭閉鎖不良	×
	咽頭収縮の不良	△
	食道入口部開大不良	×
	咳嗽反射の低下/消失	×

○：効果が期待できる
△：間接的に効果を認めることもある
×：効果は期待できない

68

< PAPの適応④ >

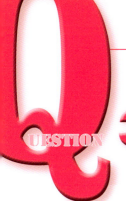

どのタイミングで製作を検討したらよいでしょうか？

　嚥下障害の原因疾患や基礎疾患によってPAPの製作を検討する時期は異なります。大きく分けると、発症・発病・術後早期から介入を行う症例と、疾患の進行や嚥下障害の悪化にともない介入を検討する症例に分けられます。

1）早期介入を行う症例

　前者の、早期介入を行う症例には、脳血管障害や頭頸部腫瘍切除後の患者さんが挙げられます。舌がPAPと接触できるようになると、舌に感覚の刺激が入ります。そして、舌に力を加えるという動作がしやすくなり、嚥下訓練や構音訓練が行いやすくなります。言語聴覚士やリハビリテーション科医師と連携をとりながら、必要に応じて介入を開始するのが理想的です。また、回復期、維持期では、嚥下障害の症状が改善されていくこともありますので、それに応じてPAPの口蓋部の厚みを薄くしていくなど、調整を行う必要もあります。また、患者さんによっては最終的にPAPを使用しなくても嚥下をスムーズに行うことができるようになります。

　口腔がんの術後の患者さんは、手術により変化した口腔の環境に順応しようと、無意識のうちに嚥下の方法を工夫しています（代償嚥下方法を獲得）。PAPを装着したほうが良いだろう、と思われる症例でも、術後から装着までの期間が長い症例では（6か月以上経過した症例という報告[1]もあります）、新たに獲得した嚥下方法が身についてしまい、PAPに慣れにくいことも経験します。

2）疾患の進行や嚥下障害の悪化により検討する症例

　神経筋疾患の患者さんや、加齢にともなう嚥下障害の患者さんなどは、疾患の進行や嚥下障害の悪化にともないPAPを検討することが多いです。神経筋疾患では、嚥下障害を契機に病気が発見される場合もありますが、多くの場合、病気の進行につれて嚥下機能を営む筋や神経のはたらきが低下し、徐々に嚥下障害も進行していきます。残念ながら、神経筋疾患にともなう嚥下障害は持続もしくは悪化していくため、嚥下障害に対する根本的なリハビリテーション方法は確立されていません。このような患者さんに対しては、PAPは低下しつつある機能を支えていくという役割を果たすことがあります。しかし、機能低下が著しく誤嚥の危険が高くなった患者さんでは、口から食事をとることを諦めなくてはならなくなる場合もあります。

第5章　PAPの目的と効果

＜PAPの適応⑤＞

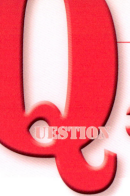

Q34 PAPを装着すると、むせなく何でも食べられるようになりますか？

PAPだけの効果で、嚥下障害が100％解決して、何でも食べられるようになることは、あまり期待できません。

PAP装着は包括的なリハビリテーションの一部にすぎません。言語聴覚士やリハビリテーション科医師、看護師などを交えた多方面からのアプローチも必要です。PAPが有効であったという報告例のほとんどの症例では、PAP装着と嚥下リハビリテーションが並行して行われていますので、PAPを含めた摂食嚥下リハビリテーション全般が奏功した、と考えてもよいでしょう。

全国15施設を対象とした施設横断的症例調査[2]によると、PAPの装着前後の摂食嚥下能力の変化は、頭頸部腫瘍切除後の患者さんでは、比較的多くの方に効果が認められています(図3)。しかし、運動障害性の嚥下障害をもつ患者さんでは、摂食状況に変化が現れない症例も多いようです(図4)。PAPを装着する前の患者さんの嚥下障害の重症度にもよりますが、嚥下障害が「解消」する患者さんは少数で、「改善」や「改善傾向」を認める患者さんが大多数です。嚥下造影検査(VF)や舌圧など客観的な評価を行ったとき、PAPを装着することで数字のうえでは良好な結果が得られたり、より安全に嚥下ができるようになりますが、その効果を患者さんが実感できない場合もあります。

これらを念頭に、PAPの製作を開始するときには、患者さんに過度の期待をもたせないように、適切に説明を行う必要があります。

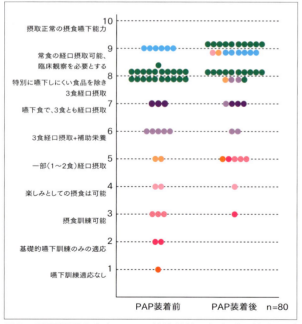

図3 頭頸部腫瘍患者のPAP装着前後の摂食嚥下能力のグレードの変化[2,3]。

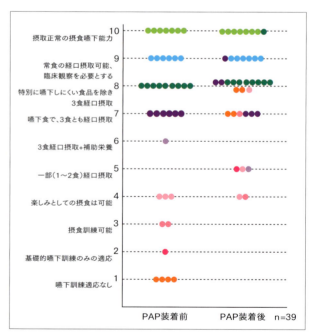

図4 運動障害性嚥下障害患者のPAP装着前後の摂食嚥下能力のグレードの変化[2,3]。

< PAPのデメリット >

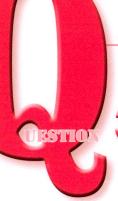

Q35 PAPを作ったのですが あまり使ってくれないみたいです……

残念ながら期待どおりに使用してくれない患者さんがいることは、多くの歯科医師が実感しています。施設横断症例調査[2]によると、PAPを継続使用できている患者さんは7割程度でした（**図5**）。常時使用している患者さんもいますが、食事のときのみ使用している患者さんも多いようです。また1割以上の患者さんが、PAPの使用を継続しなかったとの報告もあります。これらの患者さんでは、口腔内の違和感や、効果を実感できないといった理由がPAPの使用を消極的にさせているようです。どちらかというと、発症後早期にPAPを用いたリハビリテーションを行った患者さんでは、受け入れが良好なことが多く、嚥下障害が比較的長く続いているような患者さんにPAPを製作した場合、継続して使用してもらえないことが多い印象を受けます。

なかには「唾液がかえって溜まりやすくなった」「構音時に音がこもりやすくなった」という感想も聞かれ、PAPを使用しなくなることがあります。そのようなときは、装置の厚みをつけた領域が広すぎていないか、厚みをつけすぎていないかを確認し、全体的に厚くするのではなく、必要な部分のみに厚みを残し、積極的に削ることも必要です。

客観的な評価や検査結果から、明らかにPAPが有効と認められる場合でも、たとえば希望する食形態の食事がとれない、あるいは食事時間が短縮しないなど、患者さんの視点で目に見えるような改善が実感できない場合には、違和感ばかりが強調されて使用しなくなるかもしれません。このような患者さんはおおよそ3か月以内にPAPを装着しなくなることが多いようです。製作前に、患者さんが十分実感できるような改善が得られないかもしれないことや、装着によるメリットを具体的にていねいに説明することが大切です。

また、脳血管障害の患者さんでは、リハビリテーションの効果により、PAPの必要がなくなることもありますので（**図5右**）、定期的に経過をみる必要もあります。

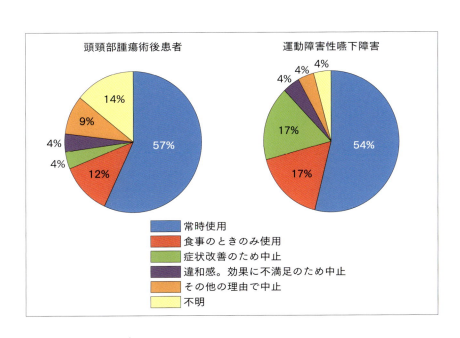

図5 PAPの使用状況[2,3]。

第5章 PAPの目的と効果

コラム　舌のアンカー機能とは？

　嚥下をするときに舌の尖端部分を口蓋に接触させないでみてください。とても不自然で余計な力が必要になったのではないでしょうか？

　嚥下運動時には、舌の前方部分が口蓋に接触し舌運動の基点としてはたらくことが示されています。この舌運動の基点がanchor[4]、日本語でもアンカー[5]と表現されています。

舌のアンカー機能の役割

　PAPと舌のアンカー機能の関係について、Logemannら[6]は舌腫瘍術後の患者さんに適応したPAPの報告のなかで「口腔内の補綴装置は舌と口蓋や軟口蓋との接触を増やすだけでなく、舌根部が機能できるような、よりよいanchor pointを供給していると推測される」と述べています。ここでいう「舌根部が機能できるような」状態というのは、舌根の後方運動（咽頭方向への運動）を指しています。この舌根の後方運動は、食塊を下咽頭に送り出すプランジャーポンプのような力の原動力（**図6**）とされており[7]、舌根の後方運動が減弱すると咽頭残留の増加が起こってしまいます。

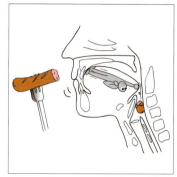

図6　舌のアンカー機能と舌根の後方運動。

参考文献

1．有岡享子，石田瞭，森貴幸，北ふみ，梶原京子，江草正彦，林邦夫．口腔腫瘍後の摂食・嚥下障害に対し舌接触補助床（PAP）を適応した5症例．日摂食嚥下リハ会誌 2005；9：76-82.
2．中島純子．PAPの基本と現在までわかっていること ～適応と効果について～．第22回日本老年歯科医学会学術大会学術委員会企画ミニシンポジウム・日本歯科医学会プロジェクト研究報告．2011年6月17日．東京都．
3．植松宏，大野友久．舌接触補助床を用いた口腔機能リハビリテーションシステムの構築．日本歯科医学会誌 2010；29：67-71.
4．Kahrilas PJ, Lin S, Logemann JA, Ergun GA, Facchini F. Deglutitive tongue action: volume accommodation and bolus propulsion. Gastroenterology 1993；104(1)：152-162.
5．大前由紀雄，小倉雅実，唐帆健浩，村瀬優子，北原哲，井上鐵三．舌前半部によるアンカー機能の嚥下機能におよぼす影響．耳鼻と臨床 1998；44：301-304.
6．Logemann JA, Kahrilas PJ, Hurst P, Davis J, Krugler C. Effects of intraoral prosthetics on swallowing in patients with oral cancer. Dysphagia 1989；4(2)：118-120.
7．Crenko D, McConnel FM, Jackson RT. Quantitative assessment of pharyngeal bolus driving forces. Otolaryngol Head Neck Surg 1989；100(1)：57-63.

QUESTION & ANSWER

第6章
PAPの
診断・設計・製作

<舌の可動域・評価①>

QUESTION 36 PAPを製作する前にどんな問診や検査をしたらよいですか？

ANSWER

PAPは嚥下や構音における舌と口蓋との接触状況を改善するための装置ですから、当然舌と口蓋との接触状況を診査する必要があります。主観的な診査としては、嚥下した後に口の中や喉に食物が残った感じがしないか（口腔・咽頭残留）、咀嚼しようとしても食物が勝手に喉に入ってしまわないか（早期流入）、口蓋と舌との接触や微妙な距離感覚によりつくられる音（「カ行」「サ行」「タ行」「ラ行」など）について発音しづらさがないか、などを問診と聴覚印象評価で確認します。

客観的評価では、①舌の可動性、②舌と口蓋の接触状況（パラトグラム、Q42参照）、③フードテスト（Q37参照）などが、チェアサイドで行ううえで便利です。舌の可動性については、嚥下時の舌の動きそのものは見れないので、開口した状態で舌が口蓋に届くか、歯列や口唇に十分届くかをチェックします。つぎに、舌と口蓋との接触状況（パラトグラム）については、義歯粘膜面の適合診査用ペースト〔プレッシャー・インジケーター・ペースト（PIP）（サンデンタル）〕を塗布し、嚥下時や構音時の舌の接触状況を確認します（**図1**）。実際に食品を口腔内に入れて嚥下した場合の残留を評価する場合は、規格化されたフードテスト（Q37参照）を用いるのが便利です。舌と口蓋との接触が弱い場合、口蓋部に残留が多くなります。これらの方法は、PAPの製作過程で口蓋部の形態を形成しているときに舌の接触状態を確認するためにも用います。

これ以外に、もし可能であれば専門医療機関に依頼して嚥下造影検査（VF）を行って嚥下運動全体の評価と誤嚥の有無の確認を行うと同時に舌の運動評価、食塊の動きの搬送能力の評価を行うことが望ましいと思われます。また、嚥下内視鏡検査（VE）の場合、舌の動きそのものを見ることはできませんが、食塊の形成や口腔から咽頭への搬送が十分であるかを確認することができます。将来は、舌圧測定（77頁コラム参照）によって健常な舌と口蓋との接触を再現することが可能になると思われます。

図1a-c　プレッシャー・インジケーター・ペースト（PIP）を用いたパラトグラム

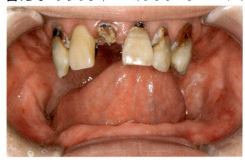

a：上顎に部分床義歯、下顎に全部床義歯を装着した中咽頭がん術後症例の口腔内正面観。舌の形態は正常に見えるが、舌根部の手術侵襲のため、舌の挙上が非常に困難な状態。

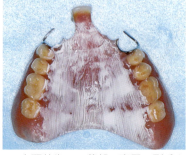

b：上顎義歯の口蓋部に専用の刷毛を使ってPIPを塗布し、口腔内に装着して唾液を嚥下させたところ。刷毛目が平行にはっきり見えるよう塗布すると接触の有無が確認しやすい。この場合、ほとんど接触が見られない。

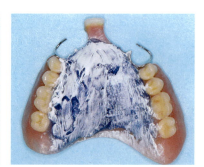

c：そこで、口蓋部にソフトプレートワックスを盛って温湯に浸けて軟化した状態で唾液嚥下をさせ、冷水で硬化させた後PIPを塗布し、再び唾液嚥下を行わせたところ。全体的に舌の接触（刷毛目のツブレ）が印記されている。

＜舌の可動域・評価②＞

Q37 フードテストではどんなことがわかりますか？

フードテストはスクリーニングテストの1つであり、咽頭期嚥下だけでなく食物摂取時の食塊搬送能力、嚥下後口腔内残留状態を観察し評価するものです（**表1、2**）。実際に食物を摂取することから、呼吸状態が比較的良好で、咳嗽が十分できる場合に推奨されます。被検食品はプリン茶さじ1杯（約3～4g）が基本ですが、それ以外にもゼリー、ピューレ状の食品、同量のトロミつき液体や粥、固形食品と段階的に負荷を上げて評価することがあります。

嚥下後、口腔内に残留する被検食品の状況から、舌運動の巧緻性や咽頭への搬送機能の障害の様相が読みとれます。たとえば、神経筋疾患により嚥下時の十分な圧形成ができない場合には、口蓋や舌背の広範囲にわたって食渣が停滞します。また、舌がんにより舌の一部が切除および再建され、食塊の咽頭移送のための駆動力となる舌と口蓋間の接触圧のバランスが崩れてしまっている場合には、食塊の多くが口底部や口腔前方部に残留します。

咽頭期嚥下障害の患者さんにとって、液体よりもプリンなどの半固形食のほうが摂取しやすいことが多いのですが、不顕性誤嚥を検知できないこと、歯の欠損などの口腔内状況に結果が左右されやすいことに注意が必要です。

嚥下の口腔期の評価が行いやすいことから、フードテストは嚥下障害のスクリーニングテストとして使用されるだけでなく、PAPを製作する場合、もしくはPAP装着後の口腔リハビリテーションの運動機能評価にも利用することができます（**図2**）。

表1　フードテストの手技
①プリン茶さじ1杯（約3～4g）を舌背前部に置き嚥下を指示する。
②嚥下後、反復唾液嚥下を2回行わせる。
③評価基準が4点以上なら最大2施行繰り返す。
④最低点を評点とする。

表2　フードテストの評価基準
1. 嚥下なし、むせる and / or 呼吸切迫
2. 嚥下あり、呼吸切迫（不顕性誤嚥の疑い）
3. 嚥下あり、呼吸良好、むせる and / or 湿性嗄声、口腔内残留中等度
4. 嚥下あり、呼吸良好、むせない、口腔内残留ほぼなし
5. 4に加え、反復唾液嚥下が30秒以内に2回可能

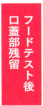
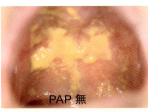

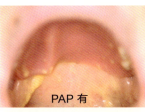
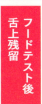
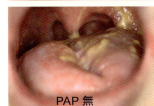

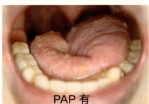

図2　PAP装着の有無によるフードテスト後の口腔内残留の違い。
（フードテスト後 口蓋部残留 PAP無 → PAP有／フードテスト後 舌上残留 PAP無 → PAP有／いずれもPAP装着により残留は少なくなる）

第6章　PAPの診断・設計・製作

< PAPの設計 >

Q38 義歯型のPAPと口蓋床型のPAPについて教えてください

PAPは基本的に「舌のボリュームと可動性に合わせて口蓋の形態を嚥下・構音のために最適化する装置」ですから、上顎義歯を必要とする患者さんの場合は上顎義歯の口蓋部を利用して作り、義歯が必要ない患者さんの場合、口蓋床を作ります。前者が義歯型PAP（**図3**）、後者が口蓋床型PAP（**図4**）です。

義歯型のPAPを新しく作る場合、部分床義歯であっても基本的に口蓋部をすべて床で覆う必要があります。また嚥下時や「カ行」発音時には舌背後方部が軟口蓋と接触しますので、その部分の接触を改善する場合、アーラインを越えて後方に床を延ばすこともあります。

義歯型PAPの口蓋部の形態は、ろう義歯の試適の際にワックスを用いて形成するか、義歯が完成してからワックスあるいはティッシュコンディショナーを口蓋部に築盛して嚥下や構音運動を行って形成し、レジンに置き換えて完成します（Q42参照）。患者さんがすでに上顎義歯をもっている場合、レジン床義歯であればそのままワックスやティッシュコンディショナーを用いて形成し、金属床義歯であればレジンによる複製義歯を作ってからPAPを作ります。上顎の現義歯が口蓋部を覆っていない設計の場合、床を延長する必要があります。

口蓋床型PAPを作る場合は、維持装置としてワイヤークラスプまたはキャストクラスプを最低左右2か所ずつ（犬歯または小臼歯部および大臼歯部）配置します。印象採得に先立って維持装置のスペースを確保するために、上顎歯の辺縁隆線あるいは対合する下顎歯の咬頭を削除します。

口蓋床型PAPの口蓋部形態を作る場合も2とおりの方法があります。1つは、まずパラフィンワックス1枚分の厚みで口蓋床を重合した後、ワックスまたはティッシュコンディショナーを築盛して形成し、その形態をレジンに置き換える方法。もう1つは、トレー用レジンなどで基礎床を製作し、その上にワックスを築盛して形成し、そのまま埋没してレジンで重合する方法です。

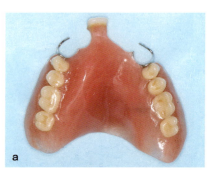
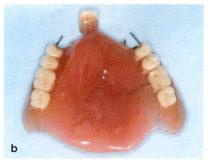
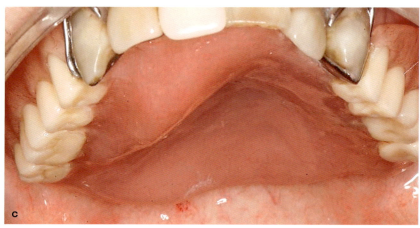

図3a-c アーラインを越えて後方に伸ばした義歯型PAP。元の上顎義歯（**a**）。口蓋後方に延長したPAP（**b**）。口腔内装着時（**c**）。

＜PAPの設計＞

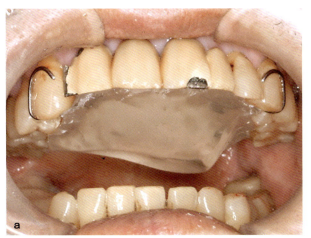
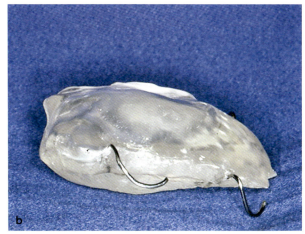

図4a, b 口蓋床型PAP。口腔内装着時（a）と側方から見たところ（b）。

コラム　舌圧測定法を用いたPAPの製作

近年、センシング技術の向上とともに舌と口蓋との接触圧（舌圧）を経時的に測定する試みが行われています。PAPは舌－口蓋接触圧を代償的に回復するものであり、舌圧を客観的にかつ経時的に測定できることはPAP製作のうえでも有利と考えられます。筆者らが開発した舌圧センサシート（図5）は、口蓋粘膜や上顎義歯に直接貼り付けることができ、チェアサイドで複数点の舌圧を簡便に測定することができる利点をもっています（図6～8）。

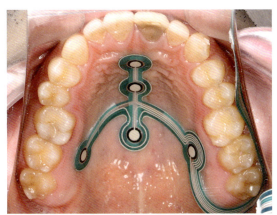
図5　舌圧センサシート。

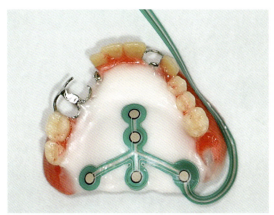
図6　センサシートを用いた舌－口蓋接触診査。

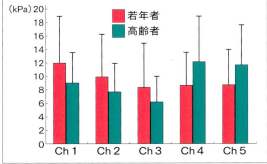
図7　健常者の嚥下時舌圧。

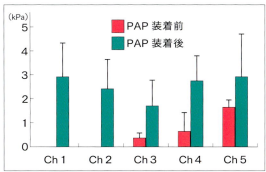
図8　PAP製作前後の舌圧の比較。

第6章　PAPの診断・設計・製作

77

<＜印象採得＞

Q39 印象採得のときに注意することはありますか？

A つぎのような注意が必要です。

1）印象の前に粘膜をきれいに

舌による自浄性が低下しているので、口蓋・上顎歯の口蓋側面に食渣や痰・痂皮などが付着している場合があります（**図9**）。印象採得の前に、よく清掃しておく必要があります。日常の口腔ケアが大事なこともちろんです。PAPが完成した後にも、よく清掃してから装着するように指導しないと、PAPの維持・安定に問題をきたす場合があります。

また、腫瘍切除後に皮弁で再建された顎を印象する場合は、できるだけ無圧で印象採得することがポイントです。

2）印象材の量と硬さに注意

PAPの印象採得は、一般的な義歯の印象採得に準じて行います。既製トレーや個人トレーを用います。印象材としてアルジネート印象材やシリコーン印象材が用いられます。舌の萎縮・実質欠損によりボリュームがなく、舌の可動性が低下した患者では、口腔内保持が難しいことがあります。したがって、印象材の量・硬さに十分な注意を払い、座位で印象採得を行うなど、印象材を咽頭方向へ流さないようにする必要があります。

3）軟口蓋まで印象を採るのは危険

奥舌部の舌接触を確保したい場合には、少し長めに採っておいたほうがよいと思われます。後のQ46でも述べますが、奥舌部の段差をなくすためにアーラインよりも少し後ろに床縁がくることが多いためです。しかし、印象材が咽頭部へ流れ込み、誤嚥・誤飲するリスクを考えると、印象は硬口蓋の範囲にとどめておいたほうが安全です。そして、PAP形態を作る際にワックスやコンパウンドなど流入するリスクの少ない材料を用いて、アーラインより後方に延長しながら機能的な形態を形成します。

4）全部床義歯の場合は辺縁封鎖が大事

PAPは重くなる傾向があるので、上顎無歯顎の場合には維持力を十分に得るために辺縁封鎖をしっかりと行います。

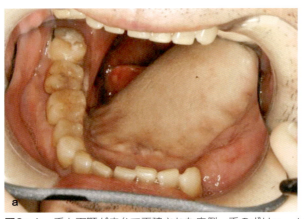
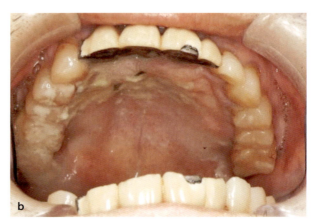

図9a, b 舌と下顎が皮弁で再建された症例。舌のボリュームが少なく、印象材が咽頭部へ流れ込みやすい（**a**）。同症例の上顎。舌の可動性の少ない部位に対応して汚れがついている（**b**）。

<咬合採得>

Q40 咬合採得のときに注意することはありますか？

残存歯による咬合接触がある場合、通法に準じてその咬合で採得します。PAPの目的は、舌と口蓋との接触を回復し、代償的に機能の改善を図ることです。したがって、残存歯による咬合接触がないような症例では、咬合が高くならないようにする配慮が必要となります（図10）。一方、咬合高径を低めに設定すれば、舌と口蓋との距離が近くなることから接触を回復することができます。こうすることにより、舌のボリュームが著しく少ない症例でもPAPが厚くなりすぎる不都合を軽減することができます。

また、嚥下訓練開始当初に口腔内装置がなく、咬合支持がない状態で嚥下機能を再獲得した場合には、可能な限り咬合を低めに設定したほうがよいことが多いです。下顎に装置を装着していない場合、嚥下時の顎間距離が短縮するため、嚥下障害が顕在化していない、もしくは軽度になっているからです。

補綴治療が進み、上下顎に義歯を装着することになった場合には、嚥下機能の再評価が必要となります。嚥下時の顎間距離が増加するため、舌圧が不足してPAPの製作もしくは調整が必要となる場合があります（第4章Q29図13参照）。

また、嚥下機能の改善が認められ、咀嚼機能の改善を図ることを考えるようになった場合には、顎関節や咀嚼筋・咬合力のことを考慮して適切な咬合高径に戻していく必要があります。

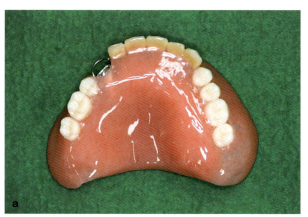
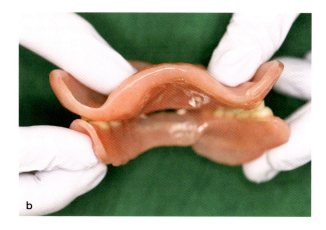

図10a, b　咬合高径を下げた義歯型PAP。

<無歯顎症例>

Q41 咬合高径を下げた場合に注意することを教えてください

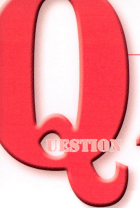

残存歯による咬合接触がない場合に、嚥下に有利となる点があることはQ40で述べたとおりです。

咬合を低く設定することで「残存歯が干渉する」「頰粘膜の誤咬」「顎関節症状」といった問題が出る場合があるので、その点についての配慮が必要となります。また、顔貌が短くなってしまうことから、食事用・外出用と咬合高径を変えた2種類の装置を製作する場合もあります。

咬合高径を下げた場合には、下顎残存歯や筋突起・下顎枝の干渉が問題となってくる場合があります。下顎骨腫瘍により区域切除術を施行された場合には、術前とは上下顎の関係が大きく異なっている場合が多いので、あらかじめ診査のうえ、印象域に配慮する必要があります。また、ビーディングなどを干渉しない位置に設けて維持力を図る場合もあります（図11）。

また、とくに舌のボリュームが著しく少ない無歯顎症例では、下顎には装置を装着せずに上顎のPAPのみで対応する場合があります（図12a）。その場合でも、下顎位を固定するために、下顎顎堤と対応する部位に接触部位をつけておきます。この部分は、下顎顎堤を傷害しないように、軟性レジンを用いて製作します（図12b）。床用材料と軟性レジンの接着力は劣るため、維持孔などの保持形態をつけておきます（図12c）。

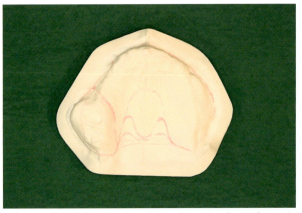

図11 上顎模型上での床縁・ポストダム・ビーディングの設計。

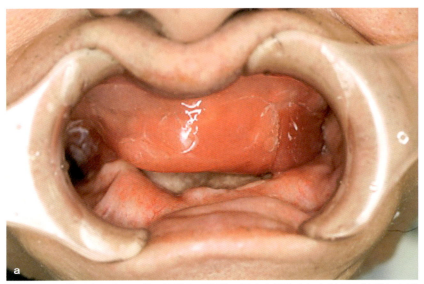
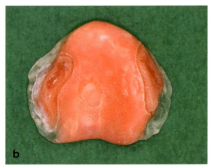
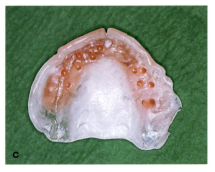

図12a–c 嚥下時の舌と口蓋の接触と下顎位の固定を目的とした装置を装着した舌がん術後症例。**a**：上顎のPAPのみを装着した症例。**b**：下顎顎堤に対応する部位に軟性レジンを使用している。**c**：軟性レジンの維持孔。

<PAP形態の作り方①>

Q42 PAPの形態を形成する際の材料を教えてください

A PAPの形態を形成する際には、まず口蓋床型PAPを製作する場合には維持装置付きの基礎床を、義歯型のPAPを製作する場合にはろう義歯を製作し、通法どおり口腔内に試適します。試適の結果、問題がなければPAPの形態形成へ進みます。

一般的に、PAPの形態を形成するときには、ソフトワックス〔ソフトプレートワックス（ジーシー）、図13〕やティッシュコンディショナー〔ティッシュコンディショナーⅡ（松風）、図14〕などが用いられることが多いようです。

どちらを使うにしても、舌の可動性を確認しておき、必要部分に過不足なく盛り上げることが必要です。多すぎると咽頭方向へ材料を流してしまい、誤嚥・誤飲・窒息などの事故につながるおそれがあります。それぞれの特徴を以下に挙げます。

1）ソフトワックスの特徴

軟化したソフトワックスを基礎床の研磨面に盛り上げます。ソフトワックスの添加量により舌－口蓋接触圧を変化させることができます。どの部位により強く接触させたいのか、術者の自由になる部分が大きいといえます。検査の結果に応じ、舌圧の足りないと思われる部分に重点的に盛り上げます。一般的には舌前方部や、辺縁部は比較的厚めに盛って舌を口蓋に強めに接触させ、正中後方部は比較的弱く、食塊が咽頭へ流入する際の遁路（凹部）を作ります。基礎床とソフトワックスが口腔内ではがれてしまわないように、基礎床を乾燥させてワックスを盛り上げる、基礎床を研磨しすぎないなどの操作上の注意も必要です。

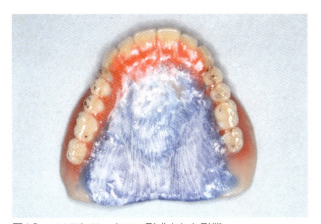

図13a ソフトワックスで形成された形態。

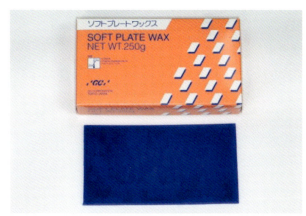

図13b ソフトプレートワックス（ジーシー）。

第6章　PAPの診断・設計・製作

＜PAP形態の作り方①＞

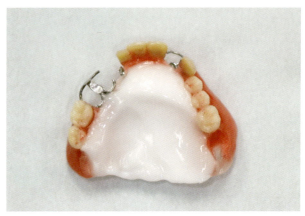

図14a　ティッシュコンディショナーで形成された形態。

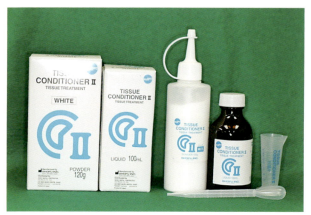

図14b　ティッシュコンディショナーⅡ（松風）。

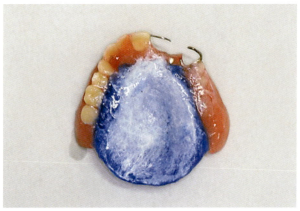

図15a　プレッシャー・インジケーター・ペースト（PIP）での接触の確認。

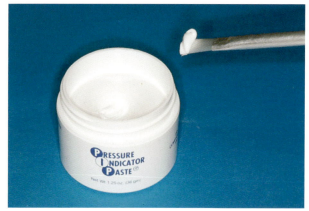

図15b　PIP（サンデンタル）。

2）ティッシュコンディショナーの特徴

　練和したティッシュコンディショナーを基礎床の上に盛り、患者さんに舌の運動や発音・嚥下といった機能運動を行ってもらい、PAPの形態を作ります。舌の可動域によって形態が決まるので、術者の操作によるところはあまりありません。しかし、ティッシュコンディショナーは流動性があるので、量が多い場合や口腔内保持ができない場合、口腔内に挿入するときの稠度を調整する必要があります。少し硬めに練って口腔内に挿入するタイミングを図るほうが安全です。また、残存舌や周囲組織に張り付かないように分離材を塗っておくと有効です。

3）舌とPAPとの接触の確認

　舌とPAPとの接触が確保できたかどうかの確認には、プレッシャー・インジケーター・ペースト（PIP）（サンデンタル、**図15**）などの義歯用適合検査材を用います。また、「タ行」や「カ行」を利用して聴覚的に確認したり、嚥下運動を行って口腔内残留の有無により評価します。（残っていれば）患者さんの感覚も利用することができます。言語聴覚士と連携し、構音評価・嚥下評価を行ってもらうことも効果的です。

<PAP形態の作り方②>

Q43 PAPの形態を形成する際に行ってもらう運動について教えてください

A PAPの口蓋部の形態は、盛り上げた軟性材料（ワックスやティッシュコンディショナー）に舌を接触させて形成するのが基本です。PAPは口蓋部の形態を嚥下や構音のために最適化する装置ですから、その形成に利用する運動（ここでは「タスク」とよびます）も、当然嚥下タスクと構音タスクということになります。いずれのタスクを主体にするかは嚥下障害と構音障害の主訴のいずれが強いかを参考にしますが、どちらか一方のタスクだけを用いるのではなく、交互に繰り返しながら作っていくことが、嚥下と構音のバランスをとるうえで大事なことです。

1）構音タスク

口蓋上で舌の接触が不十分な部位を明らかにし、その部位のPAP形態を作っていくには、単音節の構音タスクが有用です。舌の欠損や運動障害がある場合、とくに「カ行」「サ行」「タ行」「ラ行」に影響がみられます（**表3**）。これらの「構音障害」が認められる場合、各音節のパラトグラム（**図16**）を参考にしながら、PAP上で「構音部位」の厚みを増していくことになります。狙いとする音の前に一定の母音をつけて構音してもらうとよりわかりやすいので、「ア・カ」「ア・キ」「ア・タ」などを用いるとよいでしょう。構音障害の改善を主目的としたPAPの場合、構音タスクを使って口蓋部を形成した後、嚥下タスクを使って飲み込みやすさに問題がないかを確認してください。

単に舌と口蓋との接触といっても、舌を口蓋に強く押し付けて一気に空気を出す「破裂」や、舌と口蓋との間に一定の「せばめ」を作って空気を抜く「破擦」など、さまざまな構音様式があります。認知機能に問題のない患者さんの場合は、どの音がしゃべりにくいかを自覚されていますし、チェアサイドでさまざまな言葉を発音してもらうことによって他覚的な評価を行うことは可能です。しかし、構音様式も含む「発語明瞭度」の精密な判定については、専門知識と経験のある言語聴覚士との連携が必要です。また最終的には、日常生活レベルでの「会話明瞭度」の改善が目標となりますので、言語聴覚士による言語指導が行われることが理想的です。

2）嚥下タスク

液体を嚥下する際の舌は、舌尖が口蓋前方部、舌縁が口蓋周辺部にしっかりと接触し、舌背の中央部にやや陥凹（へこみ）をつくって食塊を封じ込め、舌全体が後退することによって食塊を咽頭へ送り込みます。また、食塊を咽頭へ送り込んでも舌根が挙上して硬口蓋・軟口蓋としっかり接触し、嚥下圧を維持するとともに逆流を防ぎます。したがって、嚥下時のパラトグラムを記録すると口蓋全体が舌と接触した形になりますが、その強さや接触時間には部位によって差があること、また構音の際に比べて、接触の強さは5～6倍も大きく、接触している時間は3～4倍も長いことが舌圧測定の結果（84頁コラム参照）から明らかとなっています。

嚥下タスクでPAPの口蓋形態を形成する際は、嚥下障害の重症度に応じて嚥下する内容・試料を調整する必要があります。非常に重症な嚥下障害で経口摂取をこれから開始するのであれば、安全な唾

表3 口腔内で舌によってつくられる子音

	歯	歯肉	硬口蓋	軟口蓋
破裂音		タテト ダデド		カキクケコ ガギグゲゴ
通鼻音		ナニヌネノ		
摩擦音	サスセソ ザズゼゾ	シ ジ	ヒ ヤユヨ	
破擦音		ツ ヅ	チ ヂ	
弾音		ラリルレロ		

第6章　PAPの診断・設計・製作

<PAP形態の作り方②>

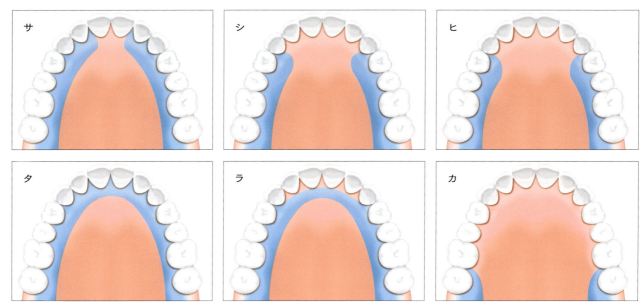

図16 構音時のパラトグラム。青色の部分が発音時に舌が口蓋と接触する範囲。

液嚥下（空嚥下）を利用し、液体嚥下が可能な場合も、むせない程度の量で行い、トロミをつけるなど患者さんの能力に配慮してください。舌と口蓋との接触様相は、空嚥下か液体嚥下か、食塊の量や性状によって少しずつ異なることが舌圧研究で報告されていますが、基本的なパターンは共通です。嚥下タスクで形成した場合も、構音タスクを行わせて「しゃべりやすさ」が損なわれていないか確認してください。

コラム　嚥下時と構音時の舌圧の違い

　舌は、嚥下・咀嚼・構音などをはじめとして、さまざまな運動時にきわめて巧緻なはたらきをしています。舌は口蓋と接触してその機能を果たしていることが多いため、舌圧を測定する試みが行われています。では、健常者は嚥下・咀嚼・構音といった機能にあわせて、舌と口蓋との接触様相をどのように変えているのでしょうか？　**図17**は、77頁で紹介した舌圧センサシートを使い、健常若年者の唾液嚥下時と/ki/発音時の舌と口蓋との接触様相を比較した結果です。唾液嚥下時には前方部のCh1や後方側方部のCh4、5に強い接触がみられ、舌が口腔内の唾液を集めて咽頭へ送り込んでいるはたらきをしているのに対し、/ki/発音時にはCh4、5に比較的強い圧がみられます。また、その大きさは発音時よりも嚥下時のほうが強くなっています。このような舌と口蓋との接触の特徴を考えて、PAPの形態を決定していく必要があります。

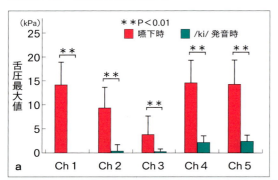 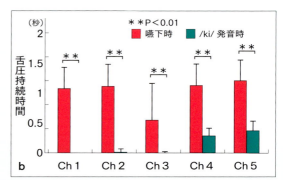

図17a,b　唾液嚥下時と/ki/発音時の舌圧の比較（a：舌圧最大値、b：舌圧持続時間）。

＜舌のボリュームが少ない場合のPAP①＞

Q44 舌のボリュームがほとんどなく、PAPが大きくなりすぎてしまうのですが……

A 舌のボリュームがほとんどなく、可動性が著しく悪い場合、確実に舌とPAPとの接触を確保しようとすればPAPが咬合平面を超えてしまうことがあります（**図18**）。そうなるとPAP部分と対合歯（下顎）との干渉に留意する必要が出てきます。また、開口障害があれば、食塊の口腔内への取り込みの際に、食物やスプーンなどの食具がひっかかってしまう可能性があります。

筆者自身は、舌のボリュームがあまりに少ない場合でも、咬合平面を大きく超えた形にはしないほうがよいと考えます。それでも、「口腔内圧を上げる」「口腔内でのせばめをつくり、発音しやすくなる」という意味での効果は期待できると考えます。

また、装置が重くなりすぎてしまうと、維持に支障が出ます。その場合は、中空型にしたり（Q45参照）、咬合高径を低く設定する（Q46参照）などの工夫により回避することができます。

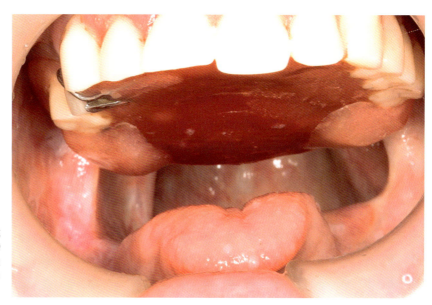

図18 舌がん術後症例の義歯型PAP（大阪大学歯学部附属病院顎口腔機能治療部との共診）。舌のボリュームが非常に小さいため咬合平面近くまでPAPが形成され、さらに左右側方に突起を付与している。

コラム　PAPは嚥下咽頭期を改善するか？

　最近、PAPの装着によって準備期・口腔期だけでなく、咽頭期も改善するという報告がみられるようになりました。たとえば、Yoshidaらは、リハビリテーション病院入院患者18名にPAPを装着してVF検査を行ったところ、2名において誤嚥の解決、3名において咽頭残留の消失がみられ、全体で食塊の咽頭通過に関する時間的項目が有意に改善したと報告しています（J Prosthodont Res 2019；63：199-201）。PAPが咽頭期を改善する理由として、食塊形成や送り込みがスムーズになったことによる二次的効果と、舌がしっかりした口蓋との接触を得ることによって嚥下反射惹起や咽頭収縮が改善する「アンカー効果（第5章72頁コラム参照）」が考えられます。いずれにせよ、咽頭期を評価するためにはVFやVEによる専門的検査が必要です。

第6章　PAPの診断・設計・製作

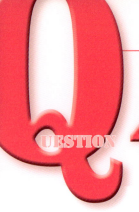

＜舌のボリュームが少ない場合のPAP②＞

Q45 PAPが厚いために重くなってしまいます。どうすればよいでしょうか？

舌の可動性が少なくPAPが厚くなると、重くなってしまいます。有歯顎患者であり、クラスプによる維持がとれればよいのですが、無歯顎患者の場合には維持に苦労する場合があります。そのような場合は、中空型にすることが1つの解決策となります。製作する際の1つのポイントとして、舌の可動性が回復し、PAPを調整したときに、床が薄くなって穴があく可能性があります。あらかじめ、舌可動性の回復が見込まれる場合には、その部位を厚めに作っておき、「削りしろ」を作っておくとよいと思われます。PAPの形態が定まって、継続的に使用する場合は、内部を中空にして軽量化すると維持の点で非常に有利になります（**図19**）。

廃用や筋萎縮のために咬合力が低下している患者さんもおり、うまく吸着力を得ることが難しい場合もあります。無歯顎患者のPAPの維持を図るために、平衡咬合を確立する・床縁の位置・ポストダムなど辺縁封鎖には細心の注意を払うといったことが必要です。

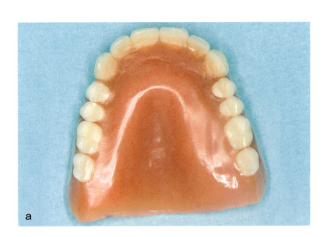
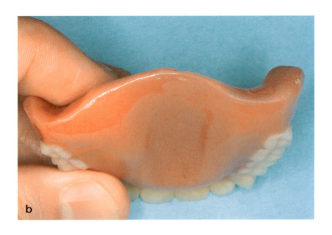
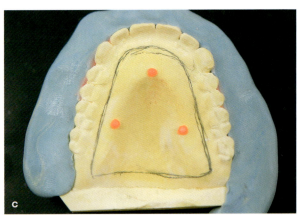
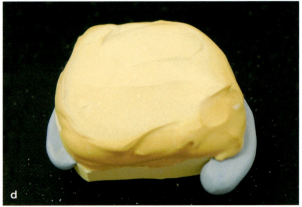

図19a-j 全部床義歯型PAPを中空にする技工術式（技工担当：大阪大学歯学部附属病院総合技工室 宮本哲郎氏）。
a, b：数年間使用し形態が定まった義歯型PAP。適合は良好だが重量35gのため食事の際に脱離することがある。**c**：義歯型PAPの複模型上でPAPプレートの外形線を印記し、固定点をワックスで3か所付与する。**d**：複模型の咬合面〜口蓋部の石膏コアを採得する。

＜舌のボリュームが少ない場合のPAP②＞

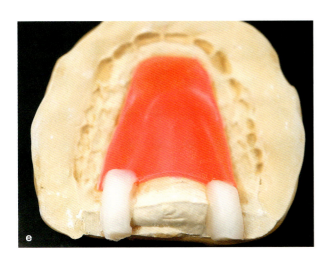

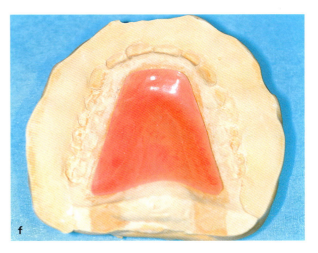

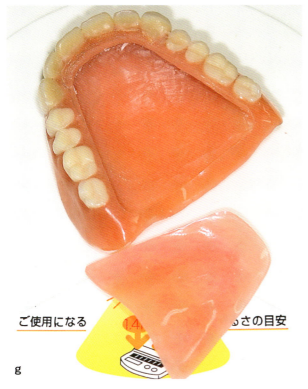

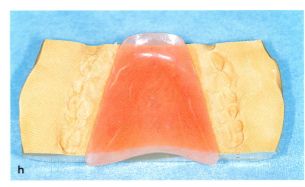

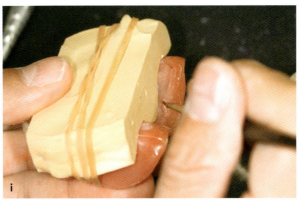

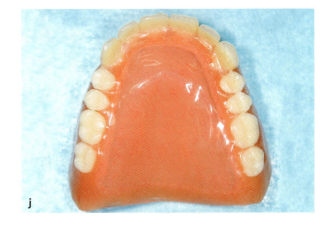

第6章　PAPの診断・設計・製作

e：石膏コア上でPAPプレートのワックスパターンを製作し、レジン重合用のスプルーとベントを付与。**f**：重合したPAPプレート。**g**：義歯型PAPの口蓋部を削除し中空化する。この段階でPAPプレートとの合計重量は20g。**h**：固定点を基準にPAPプレートを石膏コア上に位置決めする。**i**：石膏コアを用いてPAPプレートを義歯型PAPの咬合面上に位置決めし、即時重合レジンで固定する。**j**：完成した中空全部床義歯型PAP。重量は21gと40％軽量化された。

<奥舌の挙上が悪い場合のPAP>

Q46 PAPの後縁が厚くなりました。どうすればよいでしょうか？

ANSWER

PAPの後方が厚くなっても、良好に機能していれば問題ないですが、後縁の部分に段差ができ、機能時に死腔ができてしまいます。「この部分に食塊が残る」「咽頭圧の低下をきたす」原因となります（図20）。

この対処法として、2つの方法が考えられます。1つは咬合高径を低くする方法です（図21）。咬合高径を低くすることで、後縁を薄くして段差をなくすことができます。また、PAPの重量を軽くするメリットも考えられます（Q44、45参照）。

もう1つは、後縁を少し延ばして段差を少なくする方法です。軟口蓋の下垂時と挙上時の動態を考えて、その間を埋めるように形態を作ります（図22）。これより大きくなると、かえって軟口蓋や残存している奥舌部（舌根部）の動きを阻害したり、強い違和感や嘔吐反射を誘発したりすることになってしまいます。

また、舌根部は姿勢により形態の変わりやすい場所です。上を向くと舌根部が下がり咽頭腔が拡がり、食塊の早期流入を誘発します。一方で下を向くと奥舌部が持ち上げられ、口腔内保持がしやすくなりますが、延長したPAPの後縁と接触する可能性があります。延長した後縁部が奥舌と強く接触するような場合、奥舌の可動性を阻害したり、PAPを離脱させる力がはたらいたりします。そのため、嚥下訓練時に用いる姿勢（頸部屈曲位など）を考慮して形態を決定します。嚥下訓練が進んである程度姿勢に自由度ができれば、動きを阻害しないように調整していきます。

ティッシュコンディショナーのほうが機能的な形態を形成しやすいと考えられますが、咽頭への流入や誤嚥・誤飲の危険性が非常に高くなるため、同部位の形態形成時には、ワックスやコンパウンドなど流動性の低いものを用いて慎重に形態を決定する必要があります。

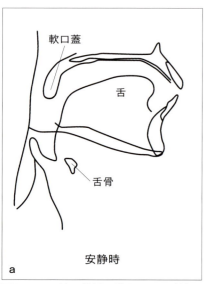
a 安静時

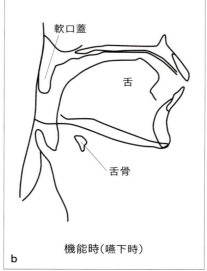
b 機能時（嚥下時）

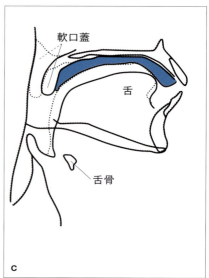
c

図20a–c　軟口蓋部の動きとPAP後縁の位置との関係。安静時（a）と機能時（b）の残存舌と軟口蓋の動き。安静時にも機能時にも接触しない部分がPAPの形態となる（c：青色部）。

＜奥舌の挙上が悪い場合のPAP＞

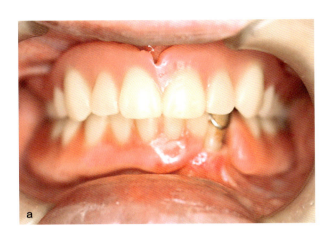
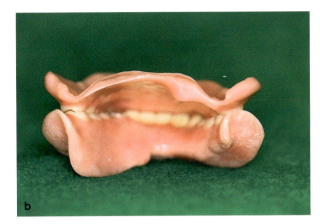
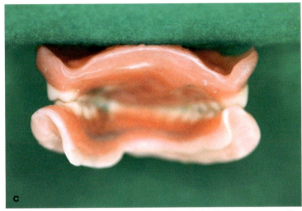
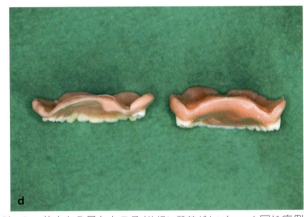

図21a-d 咬合高径を低く設定した義歯型PAP。**a**：口腔内装着時。**b**：後方から見たところ（後縁に段差がない）。**c**：同じ症例で通常の咬合高径で製作した場合（後縁に段差がある）。**d**：2つの義歯型PAPの比較。

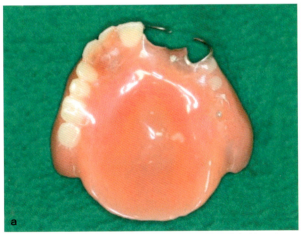
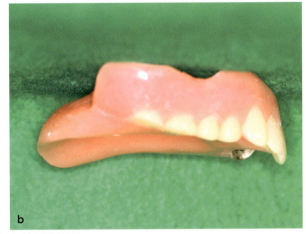

図22a, b 後縁を延長し、軟口蓋部に対して移行的になるようにした義歯型PAP。

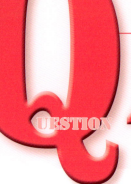

Q47 PAPを用いた嚥下訓練法について教えてください

　PAPはもともと代償的に機能回復・賦活化を図るものとして考案されたものであり、根本的な舌運動の改善には嚥下訓練の併用は必須であると思われます。

【舌の可動域や巧緻性改善の嚥下訓練を併用する】

　PAPを装着して機能が回復したからといって、とくに舌の可動域や巧緻性が改善したわけではありません。したがって、可動域訓練（**図23**、91頁コラム参照）や筋負荷訓練（**図24**、92頁コラム参照）、巧緻性改善訓練といった嚥下訓練の併用が別途必要です。

　舌可動域訓練は、舌の可動域の絶対量を増やすことを目指す訓練です。指やガーゼなどを用いて他動的に動かしたり、引っ張ったりします（**図23**）。筋負荷訓練では、舌圧子などを用いて舌の筋力を鍛えます（**図24**）。内舌筋を対象としては舌圧子を押し返す訓練、外舌筋・舌骨上筋群の筋負荷訓練としてメンデルゾン手技[*1]やシャキア訓練（Shaker法）[*2]が挙げられます。巧緻性の改善にはオーラル・ディアドコキネシス[*3]や咀嚼訓練[*4]が用いられます。

　PAPを装着することにより舌と口蓋との接触ができたため、舌骨・喉頭挙上ができやすくなり、嚥下反射を起こしやすくなる場合があります。舌がん術直後には有効な間接訓練となります。アンカー強調嚥下（第5章72頁コラム参照）ともよばれる、この舌前方部を意識した嚥下法により、嚥下反射惹起訓練となります。このような方法でPAPを使う場合には、最初は（とくに前方部を）少し厚めに製作し、嚥下反射惹起がスムーズになってくれば少しずつ薄くするように調整します。嚥下反射惹起に努力性を軽減することで、複数回嚥下に対応する、食事時の疲労を軽減するといった効果も得ることができます。

　PAPを用いた場合に期待される食事時の効果の1つとして、口腔内残留の減少・送り込み効果の改善といったことが挙げられます。舌と口蓋との接触、舌の抵抗力を上げることを目的としますので、舌挙上訓練（**図25**）や努力嚥下（93頁コラム参照）は有効です。

【患者さんの病態に応じて活用する】

　ただし、摂食嚥下障害をきたした原因疾患によっては、筋負荷訓練が禁忌となる場合もあります。進行性神経筋疾患といった筋負荷訓練が難しいような疾患において、口腔内装置でその機能を代償する方法は理想的と考えますが、進行が急速な症例では、使用できるタイミングやその期間、機能に応じた形態を付与することが難しいのが実情です。現実的にはPAPを用いて嚥下機能を補助しつつ、食形態を考慮したり、姿勢をコントロールしながら状況をみて経口摂取維持を目指すことになる場合がほとんどです。

　筋負荷訓練や可動域拡大訓練といった間接訓練は重要ですが、時間がかかったり、効果が実感しにくいといった欠点があります。一方、摂食嚥下リハビリテーションにおける口腔内装置を用いたアプローチの利点として、うまくいけば装着しただけでも劇的に効果を発揮でき、患者さんがその効果を実感しやすく、患者さんのモチベーションを高める有効な手法となります。

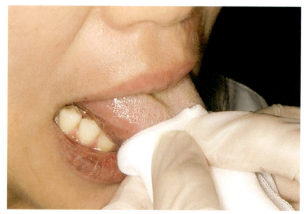

図23　舌可動域訓練。

＜PAPを用いた嚥下訓練＞

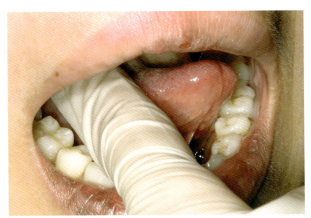

図24　舌筋負荷訓練。

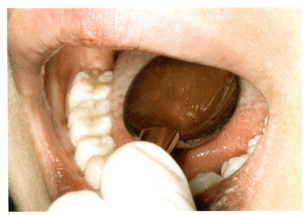

図25　舌挙上訓練。

＊1　メンデルゾン手技：確実な喉頭挙上と食道入口部開大を目的に、喉頭（甲状軟骨）を手指で支えて嚥下時の挙上位を意識的に持続させる手技。

＊2　シャキア訓練（Shaker法）：仰臥位で頭部のみを挙上させるよう運動することで、舌骨上筋群の強化を図る間接訓練。

＊3　オーラル・ディアドコキネシス：舌・口唇・軟口蓋など口腔周囲器官の運動能力や巧緻性を調べるため、特定の音をできるだけ早く繰り返し発音させる評価法。

＊4　咀嚼訓練：ロールワッテやガーゼに包んだ粒ガムを利用して、咀嚼時のリズミカルな顎運動や舌運動獲得のために行う訓練。

> **コラム**　舌可動域訓練
>
> 　舌運動障害に対する間接訓練の1つです。舌はある程度自力で動かすことができますが、舌の運動範囲が不十分と判断された場合に行います。舌がんに対する手術後の瘢痕収縮や皮弁に対する対応、神経障害や脳梗塞後の後遺症、脳腫瘍による舌下神経障害だけでなく筋萎縮性側索硬化症（ALS）や多系統萎縮症（MSA）のような神経難病にも適応されます。さらに、小児の摂食嚥下障害の場合にも発達療法として行われることもあります。
>
> 　方法としては、自力で努力性に前方・左右側へ突出、上下方向への運動、後退、挙上させる方法と他動的に舌を牽引する方法があります。舌を牽引するときには、滑らないように舌体部をガーゼなどで介して把持すると効果的です。牽引時の痛みと舌の緊張を抑えるために可及的に広範囲をやさしくつかむように心がけましょう。そして、静かにゆっくりと前方、左右側へ牽引し、舌全体を十分に引き出し、伸展させます。牽引は患者さん本人が自身で行うこともできますが、患者さんの日常生活動作に問題がある場合や協力が得られない場合は、術者が行うことが必要です。牽引時には舌に緊張が入らないよう、安静にリラックスできる環境を整えましょう。
>
> 　舌可動域訓練のタイミングと負荷のコントロールは病態によって異なります。舌がん手術後の場合には、創部保護の観点から許される限り回復期の早期から行い、その後の拘縮予防に備えて回数・負荷ともに積極的に上げていきます。放射線治療が控えている場合には、その前に可能な限り訓練を行い、舌筋の伸展能力を回復するよう考慮します。脳梗塞後の後遺症、脳腫瘍による舌下神経障害による口腔運動機能回復においては、神経障害回復に依存するところが大きいと考えられます。
>
> 　そこで、患側の運動回復に加え、代償機能を期待して健側の運動機能を高めることで口腔期障害を改善することを心がけます。もちろん、患側に対しても拘縮を防ぎ、健側の運動を阻害しないよう十分に訓練を行うことにより可動域を増やすことが重要です。筋萎縮性側索硬化症（ALS）や多系統萎縮症（MSA）におけるリハビリテーションの目的は廃用性の筋力低下・拘縮を防ぎ、残存機能の維持を図ることにあり、筋肉に過剰の運動負荷をかけるとかえって筋力が低下することがありますので、柔軟体操レベルに抑えましょう。それぞれの病期にあわせ、回数・負荷を調整することが重要です。

＜PAPを用いた嚥下訓練＞

コラム　舌圧検査と舌筋負荷訓練

　舌接触補助床（PAP）の適用にあたり、舌機能低下の診断として「舌圧検査」（第1章Q3参照）を行った場合には、検査料を算定することができます。日本補綴歯科学会による「舌圧検査の指針」には、舌接触補助床を用いた摂食嚥下障害のリハビリテーションにおいて舌圧検査をどのように実施し、その検査結果をどのように解釈するか、解説されています。

　本指針に掲載の診療フローチャート（図26）によれば、準備期・口腔期の舌運動障害の兆候（第5章Q30参照）とともに、最大舌圧が20kPa未満であることが、PAPの適用を判断する目安になるとされています。そして、舌運動訓練などの摂食機能療法を行いながらPAPを装着した後再検査を行い、依然として最大舌圧が20kPaを越えない場合や臨床症状に改善がない場合は、訓練の続行やPAPの調整が必要となります。

　内舌筋の筋力を高め、舌運動を改善する方法として、舌筋負荷訓練と舌可動域訓練（91頁コラム参照）があります。舌筋負荷訓練は、舌圧子や手指を舌に当てて負荷を加え、それに抵抗して舌を動かすという方法が行われてきました。最近では、舌圧検査と連動した訓練器具〔ペコぱんだ（ジェイ・エム・エス）。第1章Q2図7b参照〕が発売されており、最大舌圧に応じて最初の硬さを選び、突起部を舌で潰せるようになれば、段階的に硬さを上げて行くという舌筋トレーニングが可能になっています。

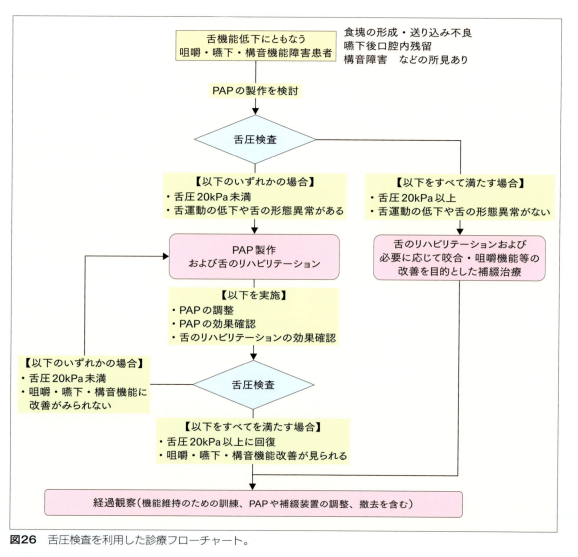

図26　舌圧検査を利用した診療フローチャート。

< PAPの調整 >

Q48 PAPの調整方法について教えてください

A 以下のような調整が必要です。

1）装着直後の調整

　まず、PAPの装着当初は、義歯の場合と同様に、口腔内の違和感、軟組織や歯の痛みが出ることがあるので、短期間のうちに1回目の調整を行う必要があります。まず、形成した形態が過不足なく舌の運動障害を代償できているか点検し、口蓋部の形態の追加・削除を行います。PAPが適切に形成され、患者さんが順応できている場合、短期間で効果が現れます。患者さんの「飲み込みやすさ」「しゃべりやすさ」が装着前と比べてどう変化したか感想を聞き、つぎに形成時と同様に機能検査（舌圧検査、水飲みテスト、フードテストなど）を行ってください。

　効果がみられず、患者さんが違和感を訴えていない場合は、さらに材料を追加して口蓋部の厚みを増し、経過をみます。逆に、患者さんが機能時の違和感を訴える場合は、その部分を削除して経過をみてください。

2）中・長期的な調整

　PAPは基本的に訓練時のみに装着する装置ではなく、日常生活で常時使用することによって舌運動障害を代償し、機能を賦活化すると考えられています。したがって、舌運動が除々に改善してくれば、PAPが舌運動障害を代償する度合いは低くなり、最終的にPAPを外すこともありえます。

　たとえば、舌切除を行った症例で術後嚥下障害や構音障害が顕著であっても、PAPを装着して適切な訓練を行うことにより、術後約1年の間に大幅に舌の運動性が改善する場合があります。その場合、当初PAPを入れることによって「飲みやすい」「しゃべりやすい」と話していた患者さんが、しだいに「口の中が狭くて気持ち悪い」「広くしてほしい」と訴えるようになります。そこで、パラトグラムを確認しながら、PAPの厚みを削除していきます。逆にALSなど進行性の疾患の場合は、いったん効果が表れても、その後の機能低下に応じてPAPの厚みを増すという調整が必要になってきます。

コラム　努力嚥下

　努力嚥下（エフォートフルスワロー：effortful swallow）は、意識的に咽頭部に力を込めて飲み込むことにより、舌根部の後退運動を強化し、咽頭後壁との距離を短縮させる目的で考案された嚥下手技です。嚥下時の圧形成を高め、喉頭蓋谷への残留解消を図ることができます。適応としては、舌根部の運動機能低下・軟口蓋挙上不全・咽頭収縮不全による嚥下時の圧形成障害、食道入口部開大不全による嚥下後の咽頭残留などが挙げられます。

　方法は、舌に力を入れ口蓋に強く押し付けながら、もしくは舌根部から下咽頭部にかけて絞り込むように「舌やのどの筋肉を締めつけるように嚥下してください」と指導します。実際に食塊を用いる場合には食塊を上後方へ送り込むことを意識させます。PAPをあわせて使用することで、舌と口蓋との接触をより意識化することができ、複数回嚥下も行いやすくなります。

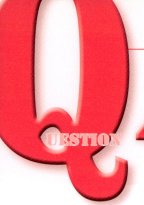

<保険算定項目>

Q49 PAPを用いた治療の保険算定項目にはどのようなものがありますか？

PAPを用いた治療に関する算定は、「新たに製作した場合」（口蓋床型PAPまたは義歯型PAPを新たに製作した場合）と「旧義歯を用いた場合」（旧義歯を改造して義歯型PAPとした場合）で異なります（表4）。ここではその要点について解説します。

1）装置料

装置料には人工歯、鉤およびバー等が含まれます。つまり、義歯型PAPであっても、こうしたパーツについて別途算定することはできません。

2）調整（歯科口腔リハビリテーション料1）

PAPの調整または指導を行い、口腔機能の回復または維持向上を図った際に「歯科口腔リハビリテーション1　2. 舌接触補助床の場合（歯リハ1（2））　194点」が月4回まで算定できますが、「摂食機能療法」と同日に算定することはできません。また、「摂食機能療法」の治療開始日から起算して3か月を超えた場合、「摂食機能療法」を算定した同月に「歯リハ1（2）」は算定できません。

カルテには、調整方法および調整部位、または指導内容の要点を記載する必要があります。

なお他院で製作したPAPについても「歯リハ1（2）」は算定できます。

3）修理

「口腔内装置修理　234点」が算定できますが、その同日に「歯リハ1（2）」は算定できません。

カルテには、修理の部位、方法等を記載する必要があります。

4）舌圧検査

PAPを装着した患者は、月に2回「舌圧検査」（第1章Q3参照）の算定ができます。この場合、同日に「歯リハ1（2）」の算定ができます。

また、同日に「摂食機能療法」を実施した場合、「摂食機能療法」とは別に「舌圧検査」の算定ができます。

5）有床義歯咀嚼機能検査

PAP装着時の下顎運動、咀嚼能力（第1章Q3参照）または咬合圧（第1章Q3参照）を測定することにより、装着による咀嚼機能の回復の程度等を客観的かつ総合的に評価し、PAPの調整、指導および管理を効果的に行うことを目的として行うものであり、PAPを新製する場合に、その装着前、装着後にそれぞれ実施します。

なおPAPを装着し「歯リハ1（2）」を算定している患者については、咀嚼機能検査を行う必要がある場合、装置を新製しない場合においても算定できます。

表4　PAPを用いた治療における保険算定項目〔2018（平成30）年度改定時の点数〕

	装置料	印象採得	咬合採得	調整 歯リハ1(2)*	修理
新たに製作した場合	2,620点（装置2,500点＋装着料120点）	230点	187点	194点（月4回）	234点（月1回）
旧義歯を用いた場合	1,120点（装置1,000点＋装着料120点）				

＊歯リハ1（2）：「歯科口腔リハビリテーション料1　2. 舌接触補助床の場合」の略称。

<病診連携>

Q50 PAPを用いたリハビリテーションで連携可能な医療施設をどう探せばよいでしょうか？

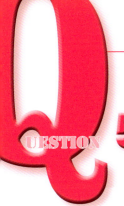

PAPを用いて摂食嚥下リハビリテーションを行う場合、まず原因疾患が何であるかを把握し、全身疾患があれば当然その主治医との連携が必要になります。とくに、経口摂取が十分確立していない患者さんの場合は、リハビリテーションを始めるにあたって連絡しておく必要があることは、いうまでもありません。

つぎに、摂食嚥下障害の診断・治療・リハビリテーションに関して連携可能な診療科としては、リハビリテーション科、耳鼻咽喉科、神経内科、歯科・口腔外科が挙げられます。しかし、これらの科の担当する範囲は広いため、すべての施設で摂食嚥下障害に専門的に取り組んでいる訳ではなく、むしろそうした施設を探さなければならないのが現状です。各医療施設のホームページの情報を参照し、摂食嚥下障害の相談窓口があるかどうか確認してください。

ほかに参考になる情報としては、各専門学会の学術大会での研究発表があります。日本摂食嚥下リハビリテーション学会、日本リハビリテーション医学会、日本嚥下医学会、日本音声言語医学会、日本老年歯科医学会などのホームページから過去の学術大会プログラムの情報にアクセスできれば、積極的に取り組んでいる施設を見つけることができます。

PAPの適応症、効果、製作・調整方法についての診療ガイドラインは、日本補綴歯科学会と日本老年歯科医学会により作成され、医療情報サービスMINDSのホームページに掲載されています。

「摂食・嚥下障害、構音障害に対する舌接触補助床(PAP)の診療ガイドライン」
https://minds.jcqhc.or.jp/docs/minds/pap/pap.pdf

ただし、この診療ガイドラインは作成されて8年以上が経過しているため、2019(令和元)年現在、改訂作業中です。

PAPに関する文献情報とそこから抽出されたエビデンスはここに集約されています。また、PAPによる治療を行っている歯科大学・歯学部附属病院を探す際に参考にすると便利です。

PAPを用いた摂食嚥下リハビリテーションでもっとも連携する機会が多くなる職種は、言語聴覚士であると思われます。具体的な連携方法については、第7章を参考にしてください。

コラム　歯科医師と言語聴覚士は"相思相愛の仲"

歯科医師と言語聴覚士は、摂食嚥下リハビリテーションにおいて出会うべくして出会う職種であると思われます。理由として、言語聴覚士は、医科のセラピストとしてもっとも口腔の解剖、生理についての知識があり、実際に口腔機能のメカニズムについて(ときには歯科医師以上に)よく理解していること、そして摂食嚥下リハビリテーションにおいて歯科医師との連携の必要性をもっとも認識しやすい立場であるからです。歯科医師の立場からすれば、リハビリテーション中の患者さんに対する義歯やPAPの必要性を理解し、積極的にリクエストしてくれる言語聴覚士は心強いパートナーです。歯科医師と言語聴覚士とのネットワークの構築は、これからの地域医療においても大きな課題になるのではないでしょうか。詳しくは第7章をご覧ください。

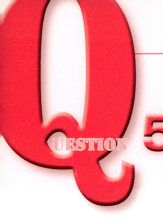

＜PLPの適応・設計・製作＞

Q51 軟口蓋挙上型鼻咽腔部補綴装置（PLP）の適応症と作り方について教えてください

PLP（第4章Q28参照）の直接的な目的は、脳卒中や神経筋疾患により麻痺した軟口蓋を持ち上げることで不足した挙上量を代償し、構音時の鼻咽腔閉鎖不全の改善を図ることです。構造的には上顎義歯もしくは口蓋床の後縁に、安静時の軟口蓋を挙上するための挙上子を備えています。鼻咽腔閉鎖不全のためにパ行やバ行などの破裂音がハ行に聞こえるような症例に対しては、非常に有効です。

1）PLPの適応症

PLPの適応判断に当たっては、まず発音時や嚥下時の軟口蓋の挙上量と感覚をよく診査しておく必要があります（**図27**）。嚥下時には左右両側の咽頭側壁が収縮して咽頭腔の幅を狭くするため、挙上子の形態を設計するうえで考慮する必要があります。また、軟口蓋の感覚が鋭敏に残っている場合、軟口蓋部の印象やPLP装着により咽頭絞扼反射を引き起こすことがあるからです。

2）PLPの設計・製作法

軟口蓋を挙上する場合、その分だけ装置に離脱力が加わりますので、十分な維持力を確保する必要があります。口蓋床型PLPの場合は、広い範囲に4箇所程度の維持装置を設け、義歯型PLPの場合は、維持装置以外に義歯床の適合性や粘膜面の吸着を最大限に高める必要があります。

軟口蓋の挙上子は、一般的には口蓋床または義歯床口蓋部にワイヤーを介して取り付けますが、レジンで延長することも可能です（**図28**）。挙上子の角度は、硬口蓋の高さに合わせて製作し、口腔内に試適して調整します。発音時に鼻咽腔閉鎖が得られているかどうかの確認は、鼻咽腔内視鏡検査（**図29**）、鼻息鏡、聴覚印象、患者の感覚から判断します。挙上量が多すぎて、安静時の鼻腔（上咽頭）と中咽頭との交通を阻害し、鼻呼吸の困難や閉鼻声が生じていないか慎重に確認する必要があります。軟口蓋の挙上量（挙上子のワイヤーの角度）が決まったら、間をレジンで埋めて固定します。

また、軟口蓋を挙上させることによって舌と軟口蓋との接触が弱くなり、かえってカ行の構音が困難となるような場合があります。そのような症例では、口蓋部の後方から挙上子にかけての部分をPAP形態とすることで改善できます（**図30**）。

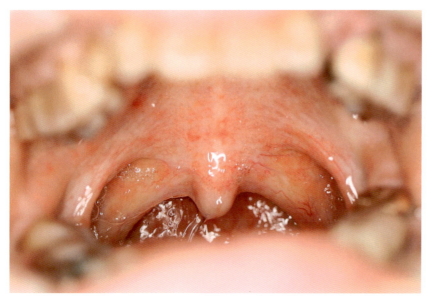

図27 発音時の軟口蓋挙上状態の診査（写真は/A/発音時の不十分な挙上を示す）。

＜PLPの適応・設計・製作＞

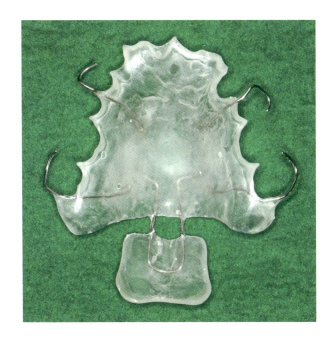

図28　ワイヤーで口蓋床に連結された挙上子。

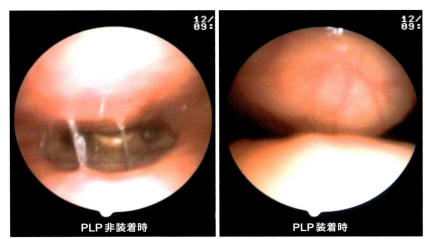

図29　鼻咽腔内視鏡検査(VE)を用いた軟口蓋挙上診査。PLPの装着により、安静時でも軟口蓋が挙上されているのがわかる。

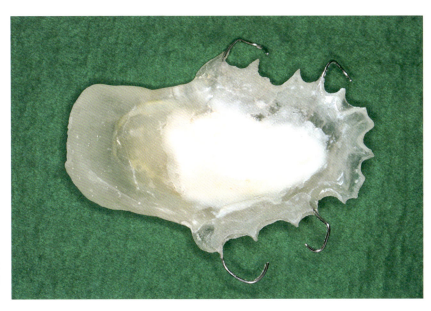

図30　PAP形態を付与した軟口蓋挙上装置。硬口蓋部から軟口蓋部にかけて粘膜調整材を盛り上げている。

第6章　PAPの診断・設計・製作

第7章
歯科医師と言語聴覚士との連携

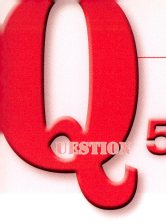

<言語聴覚士とは>

QUESTION 52 歯科医師が言語聴覚士（ST）と連携することでどんなメリットがありますか？

ANSWER

　歯科医師とSTのかかわりは"古くて新しい"ものです。わが国にSTの国家資格制度がなく、言語療法士、言語訓練士などとよばれていた1960（昭和40）年頃から、歯科医、また形成外科医、耳鼻咽喉科医とチームを組んで、口唇・口蓋裂児の哺乳や食事、構音障害、共鳴異常、それに小児の吃音、機能性構音障害、言語発達遅滞、聴覚障害などの問題に取り組んできた歴史があります。

　そして1997（平成9）年に「言語聴覚士法」が成立し法律が施行されると、それまでの医療に限らず保健、福祉の分野においても、小児から高齢者まで摂食嚥下障害領域でのニーズが高まり、歯科医とSTの連携の必要性も再認識されるようになってきました。

　2018（平成30）年3月の時点でのSTの有資格者数は3万1,000名を超え、所属機関でみると「医療」が多くを占めています（**図1**）。また、有職者の専門領域の割合は、「摂食嚥下」「成人の言語・認知」「発声・発語」が多く（**図2**）、歯科医とSTのかかわりは、小児の問題に限らず、成人の脳血管障害、神経筋疾患、脳腫瘍、頭部外傷、頭頸部がん術後などに起因するコミュニケーション障害、そして摂食嚥下障害に対するサービスへと拡がっています。

　連携のメリットを挙げると、小児から成人、高齢者の構音や共鳴の障害、摂食嚥下障害などに対する口腔内装置の適応の評価について、STから具体的な意見、提案を聞くことができます。また、PAP（構音、摂食嚥下を補助することを目的にした舌接触補助床）やPLP（摂食嚥下、共鳴異常を軽減・改善することを目的にした軟口蓋挙上型鼻咽腔部補綴装置）などの製作・調整についての相談、その後の訓練、フォローアップを、STに依頼することができます。今後は医療・保健・介護の現場で、歯科医からSTへの口腔内装置にかかわる相談、依頼の頻度が増えるものと思われます。両者のレベルの高い協業が進むことで、何よりも対象となる患者さんの受けるメリットが大きくなるといえます。

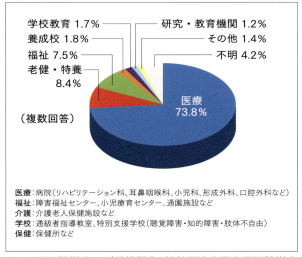

図1 言語聴覚士の所属機関〔一般社団法人日本言語聴覚士協会ホームページ（https://www.japanslht.or.jp/）より引用改変〕。

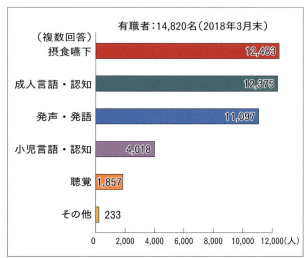

図2 言語聴覚士の対象領域〔一般社団法人日本言語聴覚士協会ホームページ（https://www.japanslht.or.jp/）より引用改変〕。

<連携の方法>

Q53 歯科医師が身近なSTを探すにはどうしたらよいですか？

身近にSTがいない場合は、「一般社団法人日本言語聴覚士協会」のホームページにアクセスするとよいでしょう。Q52でも示したように、STの数は2018（平成30）年3月現在でおよそ3万1,000人、そのほぼ半数が協会に加盟しているので、図3のように協会のホームページからSTのいる施設を探すことができます。ホームページ内の「病院・施設検索」を開き、「都道府県」からSTのいる病院・施設を検索するか、「都道府県」を選択し、さらに「施設種類」から探す、または「対象領域」について、「発声発語障害」、「摂食・嚥下障害」のなかから選択する方法があります。選択した都道府県のSTのいる病院・施設名、住所、電話番号を調べるほかに、ホームページ内の「都道府県士会一覧」より各都道府県言語聴覚士会のホームページを開くことで、STのいる病院・施設を探すことができる場合もあります。

どうしても身近な施設が見つからない場合は、協会、都道府県士会の事務局に電話、またはメールで問い合わせるか、地域の医療機関のソーシャルワーカーや訪問看護ステーションのケアマネジャーなどに尋ねるのもよい方法です。

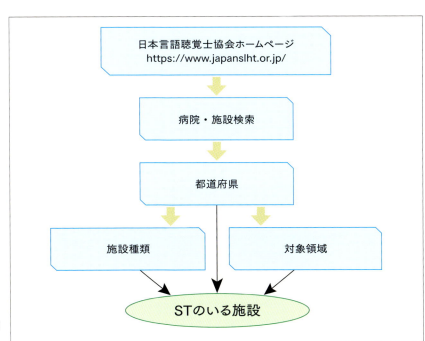

図3　一般社団法人日本言語聴覚士協会ホームページからのSTの探し方。

第7章　歯科医師と言語聴覚士との連携

<装置の適応の評価>

Q54 STに口腔内装置の適応の評価を依頼できるでしょうか？

STは「言語聴覚士法」第42条で、「医師又は歯科医師の指示の下に、嚥下訓練、人工内耳の調整その他厚生労働省令で定める行為を行うことを業とすることができる」と定められており、養成校において歯科医療をはじめとして、口腔内装置に関連する基礎的な教育・研修を受けています。歯科大学の附属病院などに勤務するSTは、歯科医から直接指示が出されますが、図4のように一般の医療施設に勤務するSTはリハビリテーション科に所属することが多く、評価・訓練については、リハビリテーション医（以下、リハ医）から指示が出されます。このシステムでは、歯科医が診療を行っている患者さんについて、口腔内装置の適応評価などを依頼したい場合、通常、STの所属する科に依頼する必要があります。これは同じ医療施設のなかであっても、外部からでも同様です。歯科医から依頼を受けてリハ医の診察が行われ、処方が出されることで、STはリハ医、歯科医に相談・報告しながら口腔内装置の適応評価と訓練を進めることができます。適用の可否、装置の調整、訓練効果の確認には、患者さんや家族の感想、意見を聞きながら、STによる聴覚印象評価、構音検査などのほか、歯科医とはパラトグラフィや舌圧・咬合圧、咀嚼能力などの測定、また嚥下内視鏡検査（VE）、嚥下造影検査（VF）などによる評価・確認が必要になります。

急性期リハ、回復期リハばかりでなく、在宅リハにおいても、摂食嚥下障害に対する口腔内装置のニーズは高まっています。たとえばパーキンソン病やALSなどのような進行性の疾患により、徐々に機能が低下している患者さんについて、構音・共鳴・嚥下障害の改善・維持を目的に口腔内装置の適用を進めたいと考えることがあるでしょう。そして、STとともに検討しても思うように進まない場合があるかもしれません。そのようなときには日本顎顔面補綴学会のホームページ（https://jamfp.sakura.ne.jp/）を検索し、地域の認定医・認定士を探すのもひとつの方法です。認定歯科医ばかりでなく、認定をもつ言語聴覚士、歯科技工士、歯科衛生士も検索できるので、地域で専門職同士のネットワークをつくりたいときには、役に立つはずです。また、認定歯科医に尋ねることで具体的なアドバイスが得られたり、経験のあるSTを紹介してもらえる可能性があります。

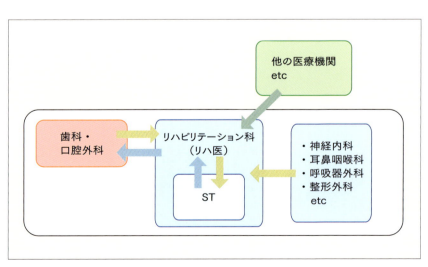

図4 口腔内装置の適応評価をSTに依頼するには。

<装置の製作と調整>

QUESTION 55 PAPやPLPの製作・調整においてSTと歯科医師は具体的にどう連携したらよいですか？

ANSWER

ここでは、舌がん術後（構音障害と咀嚼・嚥下障害）の患者さんのPAP適用例を紹介します。患者さん（70代、女性）は右舌腫瘍と診断され、S大学病院口腔外科で舌亜全摘、大胸筋皮弁による再建手術を受けました。口腔外科に所属するSTは、歯科医の指示により発話機能の評価と訓練を行いました。残存舌・再建舌ともにボリュームは少なく可動性が制限され、発語明瞭度は13％と重度の構音障害を呈していました（図5）。患者さんは発話スピードと発話量を調整して話し、筆談なしに意思疎通が可能でしたが、SHI-7による自己評価は大変厳しいものでした（表1のa.初期）。STは歯科医に上顎義歯の健側舌側を盛り上げ、構音点を作る提案を行い、聴覚印象とパラトグラム、本人の意見を聞きながらPAP製作を進めました（図6、7）。そのうえでSTによるマンツーマンの構音訓練を行い、自習ドリル提供による自室での反復練習を指導しました。退院後も月1回の外来訓練を継続的に行いましたが、3か月後には目標とした/k//g/音が安定して言いやすくなり、発語明瞭度は30％へと向上し、また自己評価でも改善を確認することができました（表1のb.再評価）。また、咀嚼・嚥下面では、ミキサー食を全量経口摂取できていましたが、構音障害用のPAPを装用すると食べにくくなるため、食事時は外す対応をとりました。STは口腔期の障害（咀嚼、食塊形成・食塊移送が困難）を補う方法として、VFの評価をもとに、姿勢やひと口量の調整、液体のストロー飲みなどで補うよう指導しました。リハ医のもとで、歯科医、STも立ち合いVFを行いましたが、ミキサー食は咽頭残留、左右梨状窩での残留が見られるものの、姿勢を調整し、複数回嚥下を行うことで安全に嚥下できていることが確認できました。術後3年経過し、がんの再発・転移なく、現在も歯科医による診察とSTによる定期的なフォローアップが行われています。

口腔内装置適応の基準については、図8のように、歯科医とSTとの間で相談・製作・修正をしていく必要があります。これは他の患者さんでの経験ですが、構音用と嚥下用のPAPを作製し、必要に応じて使い分けることが効果的でした（図9）。患者さんや家族のニーズをもとに、歯科医とSTはチェアサイドで意見を交わしあいながら修正・追加を続けますが、そういった積み重ねが、適応基準の明確化、口腔内装置適用のレベルアップにつながるはずです。全体のフローチャートを図10に示します。

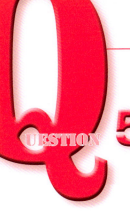

図5 舌欠損と可動性障害による構音障害。

*100単音節発語明瞭度13％
*構音障害の特徴：破裂音、通鼻音、破擦音、弾音などの省略、歪み、置換など

表1 発話の自己評価：SHI（Speech Handicap Index）-7（熊倉, 2018）。

No.	項目	a 初期	b 再評価
1.	ロレツが回らないと思います。	4	0
2.	私の話は聞き取りにくいと思います。	4	1
3.	頑張らないと話せません。	4	0
4.	「あなたの話し方、どうしたの？」と聞かれます。	―	2
5.	うまく通じていないように感じて、話すのが嫌になります。	4	0
6.	話し方のせいで、皆の会話から取り残されていると感じます。	―	0
7.	話し方のせいで、日常生活や社会生活が制限され、不利に感じます。	4	0

0＝まったく当てはまらない　1＝少しある　2＝ときどきある
3＝よくある　4＝いつもある

第7章 歯科医師と言語聴覚士との連携

＜装置の製作と調整＞

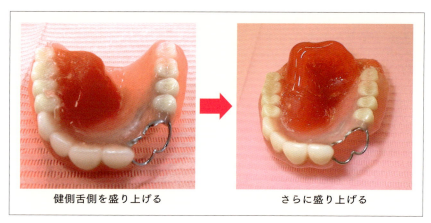

図6　PAP形態の追加・修正。

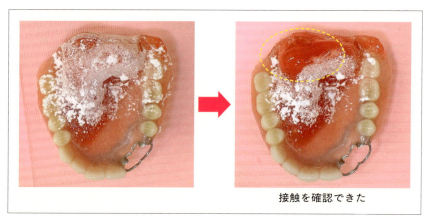

図7　パラトグラムによる確認：/ka/発音時。

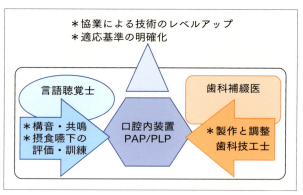

図8　リハビリテーションにおける口腔内装置の製作・調整。

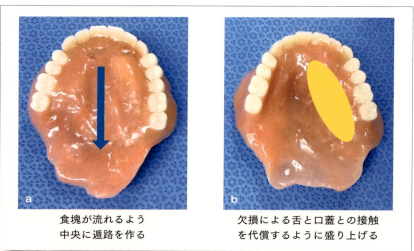

図9a, b　嚥下用（a）と構音用（b）のPAPの使い分け。

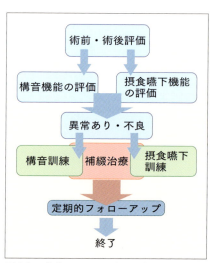

図10　全体のフローチャート。

本書の理解を深める文献一覧

1. 医療情報科学研究所 編集. 病気がみえる〈vol.7〉脳・神経（Medical Disease: An Illustrated Reference）. 東京：メディックメディア，2011.

2. 野原幹司 編. 山脇正永，小谷泰子，山根由起子，石山寿子 著. 認知症患者の摂食・嚥下リハビリテーション. 東京：南山堂，2011.

3. 石川 朗 編著，野原幹司 著. 言語聴覚士のための呼吸ケアとリハビリテーション 呼吸ケア＆リハビリテーションシリーズ. 東京：中山書店，2010.

4. 戸原 玄，野原幹司，武原 格 編集. DVD＆ブックレット 摂食・嚥下障害検査のための内視鏡の使い方. 東京：医歯薬出版，2010.

5. 植松 宏 監修. 戸原 玄，野原幹司，石田 瞭 編著. 訪問歯科診療ではじめる 摂食・嚥下障害へのアプローチ. 東京：医歯薬出版，2007.

6. 高橋仁美，佐藤一洋 編著. フィジカルアセスメント徹底ガイド 呼吸. 東京：中山書店，2009.

7. 藤谷順子. 誤嚥性肺炎 抗菌薬だけに頼らない肺炎治療. 東京：医歯薬出版，2011.

8. 藤島一郎，谷口 洋. 脳卒中の摂食嚥下障害 第3版. 東京：医歯薬出版，2017.

9. 日本嚥下障害臨床研究会 編. 嚥下障害の臨床 第2版 リハビリテーションの考え方と実際. 東京：医歯薬出版，2008.

10. 日本嚥下障害臨床研究会 編. 嚥下障害の臨床 実践編 症例報告から基本を学ぶ. 東京：医歯薬出版，2012.

11. 藤島一郎 監修. 片桐伯真，北住映二，藤本保志，丸茂一義，谷口 洋，山脇正永 編集. 疾患別に診る嚥下障害. 東京：医歯薬出版，2012.

12. 溝尻源太郎，熊倉勇美 編著. 口腔・中咽頭がんのリハビリテーション 構音障害，摂食・嚥下障害. 東京：医歯薬出版，2000.

13. Groher ME, Crary MA 著. 高橋浩二 監訳. Groher & Crary の嚥下障害の臨床マネジメント. 東京：医歯薬出版，2011.

14. 才藤栄一 監修. 松尾浩一郎，柴田斉子 編. プロセスモデルで考える摂食・嚥下リハビリテーションの臨床 咀嚼嚥下と食機能. 東京：医歯薬出版，2013.

15. 才藤栄一，植田耕一郎 監修. 出江紳一，鎌倉やよい，熊倉勇美，弘中祥司，藤島一郎，松尾浩一郎，山田好秋 編. 摂食嚥下リハビリテーション 第3版. 東京：医歯薬出版，2016.

16. 野原幹司. 認知症患者さんの病態別食支援 安全に最期まで食べるための道標. 大阪：メディカ出版，2018.

17. 野原幹司. Dr. 野原のナルホド！ 摂食・嚥下障害マネジメント ～キュアからケアへ～（DVD）. 東京：ケアネット，2014.

18. 田角 勝，向井美惠 編集. 小児の摂食嚥下リハビリテーション 第2版. 東京：医歯薬出版，2014.

19. 日本顎口腔機能学会 編. 新 よくわかる顎口腔機能 咬合・摂食嚥下・発音を理解する. 東京：医歯薬出版，2017.

20. 小野高裕，増田裕次 監著. 成人～高齢者向け 咀嚼機能アップ BOOK. 東京：クインテッセンス出版，2018.

21. 菊谷 武 監修. 田村文誉，小野高裕，菊谷 武，吉田光由 編. 歯科医師のための構音障害ガイドブック. 東京：医歯薬出版，2019.

索　引

あ

アーライン	76,78
アイスマッサージ	24,42
悪性腫瘍	31
アセスメント（機能評価）	38
アルジネート印象材	78
アルツハイマー型認知症	36
アンカー強調嚥下	90

い

inter-disciplinary（インターディシプリナリー）	46
息こらえ嚥下	24,49
医師	29,30,49
維持期	69
意識レベル	45
維持装置	76
胃食道逆流	25
移植皮弁	63
医療情報提供書	50
胃瘻	25,30
印象採得	76,78
咽頭	42,54
咽頭圧	37,88
咽頭期	25,38,68,75,85
咽頭残留	72,74
咽頭収縮	42,68
咽頭収縮不全	93
咽頭腫瘍	31
咽頭侵入	44
咽頭の後壁	66

う

運動障害性嚥下障害	67,71

え

ALS（筋萎縮性側索硬化症）	26,28,31,36,91,93
栄養士	29,46,47
栄養指導	46,47
嚥下	25,41,43,58,63,76,83
嚥下圧	83
嚥下機能	79
嚥下機能低下	13,16
嚥下訓練	46,47,48,54,90
嚥下訓練食	29

嚥下障害	30,63,66,68,71,83
嚥下障害の原因	26
嚥下障害の診断	37
嚥下スクリーニング検査「EAT-10」	16
嚥下造影検査（VF）	39,50,70,74
嚥下タスク	83
嚥下内視鏡検査（VE）	39,50,74
嚥下反射	28,36,39,42,44,48,66,68
嚥下反射惹起訓練	90
嚥下評価	82

お

オーラル・ディアドコキネシス	90,91
オーラルフレイル	12,13
奥舌	42,78,88
オクルーザルランプ（パラタルランプ）	64
音声解析装置（健口くんハンディ）	15

か

開口障害	85
介護職	29,46,49
介護スタッフ	58
介護老人保健施設	31
介助者	44,48,50
外舌筋	90
咳嗽訓練	43
改訂水飲みテスト（MWST）	38
回復期	49,69
回復期病院	51
回復期リハビリテーション病棟	57
開・閉口運動	54
会話明瞭度	83
顎間距離	79
顎義歯	62,63
顎欠損	62
喀出	39,43,45
覚醒効果	42
顎切除	36
家族	29,44,46,49,50
家族指導	29
片麻痺	57
可動域	41,43
カトラリー	45
感圧シート（デンタルプレスケールシート）	17
看護師	29,30,32,46,47,49,51,70

き

QOL（quality of life）	24
気管切開	36
義歯	45,47,50,54,56
義歯型 PAP	58,60,76,81,89,94
義歯の管理体制	56
義歯の再製	56
義歯の清掃	57
義歯の調整	30,51,56
義歯の必要性	56
刻み食	48
器質的疾患	26
器質的障害	67
偽性球麻痺	36
基礎床	81,82
気道防御	68
機能悪化防止	27,28
機能維持	27
機能回復	27
キャストクラスプ	76
急性期	49,51
急性期病院	51
球麻痺	36
頬	37
胸郭	37,43
共鳴異常	100
筋機能訓練	24,41,42
金属床義歯	76

く

グルコセンサー	16,18
グルコラム	16,18,19
訓練	27
訓練指導	49

け

ケアマネジャー	50
経管栄養	38
形成外科	100
経皮的気管穿刺	45
頸部	37,41,42,49
頸部回旋嚥下	24,48
頸部屈曲位	88

か（間接訓練等）

間接訓練	24,41,45,49,50,90
管理計画書	20,21

索　引

経口摂取 44
血管性認知症 36
言語聴覚士（ST）
　29,30,32,47,49,51,69,70,82,83,95,100,101,
　102,103

こ

誤飲 57,78,81
構音 58,63,76,83,84
構音障害 83,100,103
構音タスク 83
構音評価 82
構音様式 83
口蓋 58,60,63,66,67,68,74,75,76,77,81,83,
　90,93
口蓋床 76
口蓋床型 PAP 60,76,81
口腔 54,62
口腔衛生 54
口腔衛生状態不良 12,14
口腔がん 62,67
口腔感覚 58
口腔乾燥 13,14,37
口腔期（口腔送り込み期） 25,38,66,68
口腔機能精密検査記録用紙 20
口腔機能低下症 12,13,14,16,17,20
口腔ケア 28,30,41,46,47,51,78
口腔周囲 41
口腔腫瘍 32
口腔水分計（ムーカス） 14,15
口腔前庭 54
口腔底 63,67
口腔内残留 74,75,90
口腔内装置 60,90,100,102,103,104
口腔内保持 78,88
抗血小板薬 28
咬合圧検査 17
硬口蓋 78,83
咬合滑面板 64
咬合高径 79,80,85,88
咬合採得 79
咬合支持 37,79
咬合接触 79,80
咬合平面 85
咬合力低下 13,14,17
咬合力測定システム
　（デンタルプレスケールⅡ） 14,15,17
交互嚥下 48
口唇 37

口唇閉鎖 37,49
咬断 66
巧緻性 41
巧緻性改善訓練 90
口底部 75
喉頭蓋 68
喉頭蓋谷 93
喉頭鏡 45
喉頭挙上 37,42,66,68
喉頭侵入 39,44
抗パーキンソン病薬 28,48
誤嚥 25,32,39,43,44,45,57,69,78,81
誤嚥性肺炎 25,27,28,32,43,47,51
呼吸 37,38,41,43,75
呼吸停止 45
呼吸リハビリテーション 43,45,47
コミュニケーション 46
固有口腔 54,58
コンパウンド 78,88

さ

細菌カウンタ 14,15
在宅 29,30,39
再評価 50,79
作業療法士（OT） 29,32,49,51,57
サブスタンス P 28
サルコペニア性嚥下障害 18
残留 38,39,44,48,66,93

し

JMS 舌圧測定器 15,18
Shaker 法（シャキア訓練） 42,90,91
Silvester 法 43
歯科医師 29,30,32,46,47,49,50,100,102
歯科衛生士 29,46,47,49
歯科技工士 46
歯科・口腔外科 95
歯科疾患管理料 口腔機能管理加算 16,17
歯科診療報酬 29,31,36,49
歯科治療 32,48
自記式質問票「聖隷式嚥下質問紙」 16
視診 37,50
姿勢 44,45
施設 30,39,48
試適 76
指導 27
耳鼻咽喉科 30,95,100
シャキア訓練（Shaker 法） 42,90,91
主治医 32,45,46,47,50,51

准看護師 29,49
準備期（口腔準備期） 25,38,66,68
準備運動 42
消化管腫瘍 26
上顎義歯 76
小児の摂食嚥下障害 91
食形態 71
食事介助 25
食事観察 38,50
食事支援介助 27,48,50
食事時間 71
触診 37,50
食道期 25,38,68
食道入口部 68
食道入口部開大不全 93
食物動態 54
食物の取り込み 37
食物の保持 37
食塊 54,67,81,83,84,85,88
食塊形成 37,39,44,66
食塊搬送 75
シリコーン印象材 78
神経筋疾患 26,31,36,58,69,75,96
神経内科 95,102
進行性疾患 28,36
進行性神経筋疾患 90
深呼吸 43
診療ガイドライン 95
診療計画書 29,49

す

スクイージング 43,45
スクリーニング 38
スクリーニングシート 50
スクリーニングテスト 75

せ

声門 43
咳 43,44
咳反射 28
舌 37,41,60,63,66,67,68,74,78,83,85,90,93
舌圧 70,77,81,92
舌圧検査 18,92
舌圧子 90,92
舌圧センサシート 77,84
舌圧測定 74
舌運動 54,75
舌縁 83
舌可動域訓練 90,91

107

索　引

舌がん	63,67,75,91,103
舌挙上訓練	90
舌筋負荷訓練	90,92
舌口唇運動機能低下	13,15
舌骨下筋	54
舌骨上筋	54,90
舌骨の挙上	68
舌根	66,68,88,93
摂食嚥下機能	47
摂食嚥下障害	13,24,25,27,32,56,60,90,100
摂食嚥下リハビリテーション	24,25,46,56,70,90,95
摂食機能療法	24,25,27,29,30,31,32,36,45,49,94
舌切除	36
舌接触補助床（PAP）	30,36,46,60,63,66,68,69,70,71,74,76,78,79,81,83,85,86,88,90,92,93,94,95,100,104
舌尖	83
舌尖の固定（アンカー）	68
舌トレーニング用器具（ぺこぱんだ）	15
舌の亜全摘	67
舌のアンカー機能	72
舌の運動範囲	67
舌の可動域	82,90
舌の可動性	74,78,81,85,86
舌の筋力	90
舌の巧緻性	90
舌の部分切除	67
舌のボリューム	85
舌背	75,83
セラピスト	46,51
ゼリー	44
前屈位	44
先行期	25,38,68
染色体異常	36
全身のフレイル	12,18
栓塞子（オブチュレータ）	62
先天奇形	36
前頭側頭型認知症	36
全部床義歯	54,58

そ

早期流入	74,88
咀嚼	38,54,63,66
咀嚼機能	79
咀嚼機能低下	13,16,17,19
咀嚼訓練	90,91

咀嚼障害	60
咀嚼能率	54
咀嚼能率スコア法	19
咀嚼能力検査	18
咀嚼能力検査キット	16
咀嚼能力測定用グミゼリー	16,19
ソフトワックス	81

た

体位ドレナージ	43
体幹姿勢	24
代償的嚥下法	54
唾液	54,66
唾液嚥下（空嚥下）	83,84
多系統萎縮症（MSA）	36,91
脱感作	41
脱水	24

ち

チームアプローチ	46
チーム医療	32
窒息	24,25,27,32,45,51,57,81
聴覚印象評価	74,102
調理師	29
直接訓練	24,44,45,48,49,50

て

ディアドコキネシス	15
低栄養	24
低舌圧	13,15,17
ティッシュコンディショナー	76,81,82,83,88
デンタルデバイス感染症	56

と

trans-disciplinary（トランスディシプリナリー）	46
頭頸部腫瘍	26,69,70
努力嚥下	90,93
ドレナージ	45
トロミ	44,48,84

な

内舌筋	90
7つの病態（下位症状）	14,20
軟口蓋	42,62,83,88,96
軟口蓋挙上型鼻咽腔部補綴装置（PLP）	60,96,100
軟口蓋挙上不全	93

軟性レジン	80

に

日本摂食嚥下リハビリテーション学会	30
認知症	26,31,36,48

の

脳血管障害	26,27,51,69,71,100
脳梗塞	26,91
脳出血	26
脳腫瘍	91,100
脳性麻痺	36
脳卒中	16,31,32,37,44,57,58,96

は

パーキンソン病	16,26,28,31,36
肺炎	24
バイタルサイン	45
ハイムリッヒ法	45
廃用	27
廃用萎縮	50,51
破擦	83
発語明瞭度	83,103
発声	38,44
発達遅滞	31,36
発達療法	91
発熱	44
パラトグラム	74,83,84
バルブ型鼻咽腔部補綴装置（Speech Bulb Prosthesis）	60
破裂	83
反復唾液嚥下テスト（RSST）	38

ひ

PAP（舌接触補助床）	30,36,46,60,63,66,68,69,70,71,74,76,78,79,81,83,85,86,88,90,92,93,94,95,100,104
PAPの形態形成	81
PAPの調整	93
PAPの適応	67
PLP（軟口蓋挙上型鼻咽腔部補綴装置）	60,96,100
ビーディング	80
鼻咽腔閉鎖	39
鼻腔	62
被検食品	75
鼻呼吸	43
ひと口量	48
皮弁	78

索 引

ふ

VE の合併症	39
フードテスト	74,75,93
複数回嚥下	44,90,93
副鼻腔	62
不顕性誤嚥	75
普通食	48
部分床義歯	57,76
プレッシャー・インジケーター・ペースト（PIP）	74,82

へ

ペースト食	25,48
辺縁封鎖	86

ほ

訪問看護	29
訪問歯科	27,51
訪問診療	47,50
保険請求	49,94
ポストダム	86

ま

マッサージ	41,49
慢性期	36
慢性期病院	51
慢性閉塞性肺疾患（COPD）	43

み

水飲みテスト	93

む

無歯顎	54,86
むせ	38,70

め

メンデルゾン手技	90,91

も

モチベーション	44,90
問診	37,50

よ

要介護	56,58

り

理学療法士（PT）	29,32,47,49,51,57
リクライニング	38,44,48
リスク管理	32,44,45
リハビリテーション医	102
リハビリテーション医学	56
リハビリテーション科	30,69,70,95,102
リライン（有床義歯内面適合法）	57
リライン用咬合器	57
臨床心理士	47

れ

レジン床義歯	76
レビー小体型認知症	36

ろ

ROM 訓練	41
ろう義歯	76,81

わ

ワイヤークラスプ	76
ワックス	76,78,83,88

【監著者略歴】

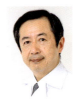

小野高裕 （おの　たかひろ）

1983 年　広島大学歯学部卒業
1987 年　大阪大学大学院歯学研究科修了（歯学博士）
1998 年　大阪大学歯学部歯科補綴学第二講座 助教授
2014 年　新潟大学大学院医歯学総合研究科顎顔面再建学講座包括歯科補綴学分野 教授
2017 年　新潟大学評議員、医歯学系副学系長、副歯学部長
2019 年　新潟大学歯学部歯学科長
現在に至る

<主な著書>
『標準言語聴覚障害学・摂食嚥下障害学』医学書院 2014 年（共著）
『老年歯科医学』医歯薬出版 2015 年（共著）
『無歯顎補綴治療学（第 3 版）』医歯薬出版 2016 年（共著）
『言語聴覚士のための臨床歯科医学・口腔外科学（第 2 版）』医歯薬出版 2016 年（共著）
『新 よくわかる顎口腔機能 咬合・摂食嚥下・発音を理解する』医歯薬出版　2017 年（共著）
『咀嚼の本 2 ―ライフステージから考える咀嚼・栄養・健康―』口腔保健協会 2017 年（共著）
『成人〜高齢者向け 咀嚼機能アップ BOOK』クインテッセンス出版 2018 年（監著）
『歯学生のパーシャルデンチャー（第 6 版）』医歯薬出版 2018 年（共著）
『歯科医師のための構音障害ガイドブック』医歯薬出版 2019 年（編著）

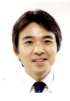

阪井丘芳 （さかい　たかよし）

1991 年　徳島大学歯学部卒業
1994 年　大阪警察病院歯科口腔外科 医員
1996 年　大阪大学歯学部附属病院第一口腔外科 医員
1999 年　大阪大学大学院歯学研究科 博士（歯学）取得
2000 年　米国国立衛生研究所(NIH)客員博士研究員
2001 年　日本学術振興会 海外特別研究員
2004 年　大阪大学歯学部附属病院口腔外科（制御系）講師
2006 年　大阪大学大学院歯学研究科高次脳口腔機能学講座顎口腔機能治療学教室 教授
現在に至る

<主な著書>
『ドライマウス 今日から改善・お口のかわき』医歯薬出版 2010 年（著）
『歯科医師の歯科医師による歯科医師のための睡眠時無呼吸症候群の口腔内装置治療』医歯薬出版 2014 年（監修）
『ドライシンドロームの基礎と臨床』メディカルレビュー社 2016 年（共著）
『高齢者のドライマウス 口腔乾燥症・口腔ケアの基礎知識』医歯薬出版 2017 年（著）
『超高齢社会におけるドライマウスへの対応 ―いま，ドライマウスにどう取り組むべきか―』ヒョーロン・パブリッシャーズ 2017 年（共著）
口腔疾患解明を目指した細胞外マトリックスと器官形成研究の歴史と現在．細胞 2018；50(10)：8-11
歯科・口腔外科が摂食嚥下障害に取り組む意義と使命．『別冊 the Quintessence 一般臨床家，口腔外科医のための口腔外科ハンドマニュアル'19』クインテッセンス出版 2019年（共著）

【著者略歴】

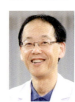

前田芳信 （まえだ　よしのぶ）

1977 年　大阪大学歯学部卒業
1981 年　大阪大学大学院歯学研究科修了
1992 年　大阪大学歯学部歯科補綴学第二講座 助教授
1997 年　大阪大学歯学部附属病院口腔総合診療部 教授
2007 年　大阪大学大学院歯学研究科顎口腔機能再建学講座有床義歯補綴学・高齢者歯科学分野 教授
2014 年　大阪大学歯学部附属病院 病院長 併任
2017 年　大阪大学大学院歯学研究科 名誉教授・特任教授
　　　　　大阪府大阪市開業 オーラルケアステーション本町歯科 院長
現在に至る

<主な著書>
『磁性アタッチメントの Dos！& Don'ts！ ―最大効果を引き出す理論とテクニック―』クインテッセンス出版 2010 年（共著）
『その補綴に根拠はあるか 冠・ブリッジ・義歯・インプラントに対応』クインテッセンス出版 2014 年（共著）
『インプラントオーバーデンチャーの臨床とエビデンスQ&A インプラントをしていてよかったと思ってもらうために』クインテッセンス出版 2017 年（共著）

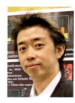

堀　一浩 （ほり　かずひろ）

1998 年　大阪大学歯学部卒業
2002 年　大阪大学大学院歯学研究科修了
　　　　　大阪大学歯学部附属病院 医員
2004 年　大阪大学大学院歯学研究科顎口腔機能再建学講座歯科補綴学第二教室 助教
2009 年　新潟大学大学院医歯学総合研究科摂食環境制御学講座摂食・嚥下リハビリテーション学分野 准教授
2015 年　新潟大学大学院医歯学総合研究科顎顔面再建学講座包括歯科補綴学分野 准教授
現在に至る

<主な著書>
『口腔中・咽頭がんのリハビリテーション ―構音障害，摂食・嚥下障害―』医歯薬出版 2000 年（共著）
『歯学生のための摂食・嚥下リハビリテーション学』医歯薬出版 2008 年（共著）
『口腔外科学（第 3 版）』医歯薬出版 2010 年（共著）
『成人〜高齢者向け 咀嚼機能アップ BOOK』クインテッセンス出版 2018 年（共著）
『歯科医師のための構音障害ガイドブック』医歯薬出版 2019 年（共著）

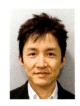

野原幹司　（のはら　かんじ）

1997 年　大阪大学歯学部卒業
2001 年　大阪大学大学院歯学研究科修了 博士（歯学）取得
　　　　大阪大学歯学部附属病院顎口腔機能治療部 医員
2002 年　大阪大学歯学部附属病院顎口腔機能治療部 助手
　　　　（2007 年より助教）兼 医長
2015 年　大阪大学大学院歯学研究科顎口腔機能治療学教室 准教授
現在に至る

＜主な著書＞
『認知症患者の摂食・嚥下リハビリテーション』南山堂 2011 年
　（編著）
『DVD ＆ブックレット 摂食・嚥下障害検査のための内視鏡の使い方』
　医歯薬出版 2010 年（共編集）
『訪問歯科診療ではじめる摂食・嚥下障害へのアプローチ』医歯薬出
　版 2007 年（編著）
『言語聴覚士のための呼吸ケアとリハビリテーション』中山書店
　2010 年（共著）
『認知症患者さんの病態別食支援：安全に最期まで食べるための道標』
　メディカ出版 2018 年（著）

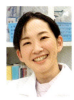

小谷泰子　（こたに　やすこ）

2000 年　広島大学歯学部卒業
2004 年　大阪大学大学院歯学研究科修了
　　　　大阪大学歯学部附属病院顎口腔機能治療部 医員
2009 年　大阪府寝屋川市開業 医療法人 美和会 平成歯科クリニック
　　　　院長
現在に至る

＜主な著書＞
『認知症患者の摂食・嚥下リハビリテーション』南山堂 2011 年
　（共著）
『削るう蝕 削らないう蝕』クインテッセンス出版 2013 年（共著）
『歯科医師の歯科医師による歯科医師のための睡眠時無呼吸症候群の
　口腔内装置治療』医歯薬出版 2014 年（共著）
『別冊 the Quintessence　外来・訪問診療のためのデンタル・メディ
　カルの接点』クインテッセンス出版 2017 年（共著）

中島純子　（なかじま　じゅんこ）

1997 年　東京医科歯科大学歯学部卒業
2001 年　東京医科歯科大学大学院医歯学総合研究科顎顔面補綴学修
　　　　了
　　　　東京医科歯科大学歯学部附属病院顎口腔機能治療部 医員
2004 年　東京医科歯科大学大学院 助手
　　　　防衛医科大学校歯科口腔外科 助手
2008 年　防衛医科大学校歯科口腔外科 指定講師
2018 年　東京都健康長寿医療センター研究所 研究員
2019 年　東京歯科大学老年歯科補綴学講座 講師
現在に至る

＜主な著書＞
『顎顔面補綴の臨床 －咀嚼・嚥下・発音の機能回復のために－』医
　学情報社 2006 年（共著）
『知りたいことがすぐわかる 高齢者歯科医療 －歯科医療につながる
　医学知識－』永末書店 2008 年（共著）
『多職種協働チーム先制医療での口腔ケア FAQ50』一世出版 2016 年
　（共著）

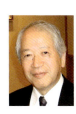

熊倉勇美　（くまくら　いさみ）

1969 年　日本社会事業大学社会福祉学部卒業
　　　　伊豆韮山温泉病院言語治療室 勤務
1975 年　有馬温泉病病院リハビリテーション部言語療法科 勤務
1986 年　兵庫医科大学（医学博士学位取得）
1998 年　川崎医療福祉大学医療技術学部 教授
2014 年　千里リハビリテーション病院 顧問
　　　　島根大学医学部歯科口腔外科学講座 臨床教授
現在に至る

＜主な著書＞
『口腔・中咽頭がんのリハビリテーション －構音障害，摂食・嚥下
　障害－』医歯薬出版 2000 年（編著）
『発声発語障害学』医学書院 2010 年（編著）
『摂食嚥下障害学』医学書院 2014 年（編著）
『摂食嚥下リハビリテーション（第 3 版）』医歯薬出版 2016 年（編著）

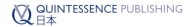

新版 開業医のための 摂食嚥下機能改善と装置の作り方 超入門
口腔機能低下症・摂食機能療法・舌接触補助床(PAP)の基本がわかる Q&A55

2013年 6月10日　第 1 版第 1 刷発行
2019年12月10日　第 2 版第 1 刷発行

監 著 者　小野高裕 / 阪井丘芳

著　　者　前田芳信 / 堀　一浩 / 野原幹司 /
　　　　　小谷泰子 / 中島純子 / 熊倉勇美

発 行 人　北峯康充

発 行 所　クインテッセンス出版株式会社
　　　　　東京都文京区本郷 3 丁目 2 番 6 号　〒113-0033
　　　　　クイントハウスビル　電話(03)5842-2270(代表)
　　　　　　　　　　　　　　 (03)5842-2272(営業部)
　　　　　　　　　　　　　　 (03)5842-2279(編集部)
　　　　　web page address　https://www.quint-j.co.jp/

印刷・製本　サン美術印刷株式会社

Ⓒ2019　クインテッセンス出版株式会社　　　　禁無断転載・複写
Printed in Japan　　　　　　　　　　　落丁本・乱丁本はお取り替えします
ISBN978-4-7812-0718-6　C3047　　　　　定価はカバーに表示してあります